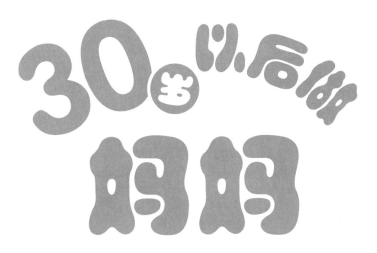

30岁以后做妈妈

晚育妈妈完全指南

〔英〕克劳迪娅·斯帕尔 著
王 朋 翻译
刘 媛 审校

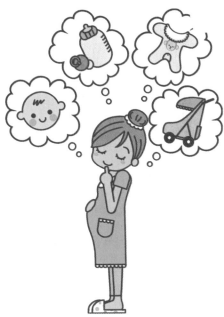

山东科学技术出版社

图书在版编目（CIP）数据

30岁以后做妈妈 /〔英〕斯帕尔著；王朋译. -- 济南：山东科学技术出版社，2015

ISBN 978-7-5331-7670-9

Ⅰ.①3… Ⅱ.①斯…②王… Ⅲ.①妊娠期－妇幼保健－基本知识②分娩－基本知识③婴幼儿－哺育－基本知识 Ⅳ.①R715.3②R714.3③R174

中国版本图书馆CIP数据核字(2014)第312185号

30岁以后做妈妈
——晚育妈妈完全指南

〔英〕 克劳迪娅·斯帕尔 著

王 朋 翻译

刘 媛 审校

主管单位： 山东出版传媒股份有限公司

出 版 者： 山东科学技术出版社

地址：济南市玉函路16号

邮编：250002 电话：(0531)82098088

网址：www.lkj.com.cn

电子邮件：sdkj@sdpress.com.cn

发 行 者： 山东科学技术出版社

地址：济南市玉函路16号

邮编：250002 电话：(0531)82098071

印 刷 者： 山东临沂新华印刷物流集团有限责任公司

地址：山东省临沂市高新技术产业开发区新华路

邮编：276017 电话：（0539）2925659

开本：787mm×1092mm 1/16

印张：14.5

版次：2015年8月第1版 2015年8月第1次印刷

ISBN 978-7-5331-7670-9

定价：39.80元

序 言

　　写作这类书籍离不开大量的调查和研究。我除了广泛研究和查阅从分娩到育儿的专业资料外，还进行了无数次的调查采访，其中包括一些妊娠、分娩、育儿及女性健康领域的权威和专家，诸如米歇尔·奥当、伊娜·贾斯金和克丽丝汀·诺斯鲁普等。多数情况下我都会亲自登门拜访这些专家，但有时也会通过电话向他们咨询。我还亲自面对面采访了50多位35岁后才生育子女的高龄妈妈，正是这些采访使我开始关注高龄母亲的问题。在本书中我多次引用了这些专家和高龄母亲的观点。

　　我还通过专题研究——一项包含30个问题的问卷调查，收集了不少信息和数据。有60多位妇女填写了问卷并完成了评价。我确信问卷信息能够反映该年龄段的普遍性，即使增加参与问卷的人数，其结果也会相似。

　　本书的读者会发现我有时用"她"有时又用"他"来称呼胎儿，这样做是为了弱化性别概念，也为了避免烦琐地使用"他或她"作为称谓。此外，我都用单数来称呼胎儿，即使可能是双胞胎。

　　源于作为新闻记者而养成的习惯，我给出的建议通常是多元化的。尽管如此，这些建议也无法替代你可能需要的医疗诊治。如有任何医学上的疑问，请务必咨询专业医生。

引 言

到底有没有生育的最佳时机呢？

20多岁时，我们在努力争取和接受高等教育，并忙于工作和事业。我们希望过得开心、自由，渴望未来的生活充满激情和令人兴奋。"如果此时有了孩子，将会妨碍自己未来的发展，也会束缚住自己和他人。"—我曾经就是这么想的。我的青春我做主，自己还有太多的东西要学要做，还有太多不安定的因素。

不知不觉中你过了30周岁。你也许拥有过几段不错的情感，可能也伤心过，并悟出了世上没有永恒的道理。但此时的你变得更安逸、更聪明、更性感、更能掌控自己的生活。有时你又会感到很迷茫，于是想去探究和实现自己更深层的目标，而这些往往可以在职场中找到。30出头这几年，你或许会义无反顾地去"闯出一片天地"。此时你可能已经有了男朋友，但往往他对家庭的兴趣没有你大。

转眼间就接近35岁了，你开始想要孩子了。这种想法的产生并非是因为你已经拥有了生活中想要的一切，也不是因为你已经达成了某个心愿—仅仅是因为周围的亲朋好友都在对你说该抓紧了，生育宝宝的最佳时机又即将过去，你的身体开始走下坡路了……时光飞逝，你和卵巢都在变老，恐惧感涌上心头。此时，你也许已经结婚，但如果另一半还没做好心理准备，你该怎么办？你也许仍是单身，正在积极寻觅另一半，又不能找个男人赶紧结婚生子。你的工作怎么办？你能应付得了当妈妈和挣钱养家这两件事情吗？这些问题都是处在生育期的现代女性们所面临的矛盾和困惑。她们有许多事情要做，但又没有太多的时间和精力。

为了实现更幸福美好的生活而推迟生育，不论是追求自我、寻找理想伴侣还是创业，这些对宝宝而言都是好事。生活的阅历会更好地转化成母性的技能，你会更稳定、更自信、更有耐心。寿命的延长意味着你可能更加长寿，可以亲眼看到孩子们长大成人。现在大多数人在 40 岁时都还精力充沛、神采奕奕，完全有能力完成人生的这件大事：孕育一个健康的宝宝。

或许你已经有了一个孩子了，你可能会担心年龄大了，再次怀孕生子会跟从前完全不同。

要想改善健康状况，能做的事情很多。有充分的科学证据表明，恰当的营养与健康息息相关。多关注自己的健康状况，这是成为晚育父母的关键。健康不只是身体上的，还包括精神、情绪和思想等。如果一切处在平衡和谐状态，我们就有足够的能力战胜疾病。畅销书作家也是本书的出版商路易斯·L·海（Louise L. Hay）说过："你选择的思想和选择的食物同样都与你的健康息息相关。"

这本书还会给你带来快乐。当下，做母亲也是一项责任重大的"工作"，增添点幽默或许能让你轻松许多。

请记住：每个女人、每个孩子、每个人的境况都有所不同。在你读完这本书并积累了很多对自己有用的信息后，我衷心希望你能尊重和相信自己的直觉，发现和挖掘宝宝与生俱来的智慧，这样这本书的目的就达到了，你也就找到了自己所需要的最完美的孕育指南。

目 录

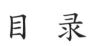

序言 --- 1

引言 --- 2

第1章 你准备好了吗 ------------------------------ 5

第2章 怀孕的关键：增加自然受孕概率 ------------ 21

第3章 用一点现代科学帮助怀孕 ------------------ 49

第4章 当有些不良情况时 ------------------------ 67

第5章 妊娠——孕早期 -------------------------- 81

第6章 检查和决定 ---------------------------- 105

第7章 妊娠——孕中期 ------------------------ 117

第8章 妊娠——孕晚期 ------------------------ 133

第9章 重头戏：分娩 -------------------------- 153

第10章 宝宝的需求 ---------------------------- 179

第11章 你的需求 ------------------------------ 209

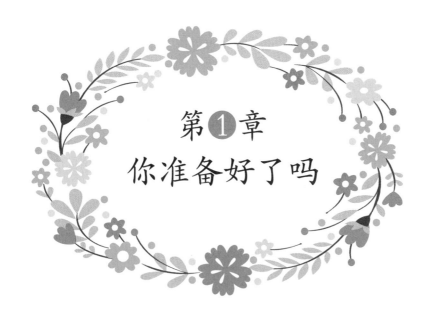

第1章
你准备好了吗

所有的改变

成为一名母亲将开启一段未知的、艰辛的旅程，这将是一个无法逆转的人生改变，但我从未听到有谁后悔成为一个妈妈。一个宝宝的诞生也意味着一位新妈妈的诞生，而且她将在今后的岁月里一直延续这一角色。晚点做母亲其实是一件令人兴奋的事情，这时的你更加了解自己。与年轻妈妈和孩子们一起走向成熟不同，大龄母亲的转变往往会更加彻底。

孩子的出现会改变你生活的重心。宝宝出生后的第一年是最紧张、最忙碌的，他将彻底占据你的生活。你要跟自己的许多爱好挥手告别。这是因为从"我"到"妈妈"的改变会将你牢牢锁定在最不重要的位置，而你的宝宝则成为最重要的人，比任何人都重要，包括你的丈夫。孩子的降临开启了你和他以血缘为纽带的延续终生的关系，这是人类最强大的关系。

初为父母会有许多不可思议的事情发生。尤其是看到眼前弱小的需要帮助的小宝宝时，我们会很担心甚至流泪。很多人会跑去找父母帮忙，并开始无缘无故地大惊小怪。我就变成了一个操心婆和胆小鬼。过去我敢去游乐场坐摩天轮，可现在我丈夫开车，即使坐在后座上我也会惴惴不安。做妈妈也会给你带来很多好处，会让你很容易就产生幸福和满足感。你会发现一种新的爱，一种永不枯竭而且不图回报的爱。

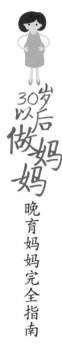
做母亲是女人最本能的欲望之一，而社会、文化的压力有时会起决定性作用。如果周围的朋友都已经有孩子而你却没有，你可能会有一种被落下的感觉。当然，做妈妈并不是女人必须要体验和经历的事情，不过，那种从怀孕、分娩再到怀抱新生儿无限欣喜的感觉是那么奇妙，相比之下，其他的一切都黯然失色。这个过程让人类得以繁衍，让世界得以前进。

为什么晚生育

妈妈如是说

日常生活中我们会有许多选择，但哺育孩子是个例外。过去，我们的母亲总是为了生计而忙碌着，无法发现自己的潜力和实现自己的梦想，于是把希望和梦想寄托到我们这些儿女身上。而我们这一代女性学习、享乐、旅游、工作，常常比男人更努力，也往往比他们做得更好。但是仔细回想一下会发现，我们竟然与妈妈们的经历十分相似：事业和孩子不可兼得。于是，我们耐心等待直到时机成熟。可遗憾的是，要孩子的最佳时机却迟迟没有到来。

不只是我们的妈妈，凡是有想法的人都说要等时机成熟再要孩子，都说要有自己的一番事业（而不仅仅是一份"工作"），因此不该匆匆决定要孩子。在当今这个艰辛的充满物欲的世界里，年轻女性已经不再那么理想化了，我们或许是抱有浪漫幻想的最后一代人了。

等待如意郎君

我们这一代的女性大都既独立又爱挑剔，在人生的"最美好的岁月"里，我们都在努力寻找完美伴侣。寻找"完美伴侣"的过程在一开始是激动和有趣的，但最终往往会变得疲惫、沮丧甚至心碎。与我们相处的男性大都是同龄人，他们中的许多人还没有共筑爱巢过日子的打算，即使已经到了"想要生孩子"的程度，但此时你如果表现得比他更迫切，即使流露出一丝这样渴望的眼神，也会让他退避三舍。大家都说"要选就选最好的"，于是，我们努力去寻找更好的丈夫，去寻找自己的灵魂伴侣。而下一个完美目标也许就近在咫尺，也许10年后才会出现。

大多数女性到了 35 岁会有一种紧迫感，这个年龄被《欲望都市》中的凯莉定义为"正式老了"。我的一位朋友和她多年的男友分手了，原因是妇科医生告诉她该考虑怀孕的事了。当得知这一情况后，她把男友逼到墙角追问，可他的男友却说 40 岁之前不考虑要孩子的事。她断绝关系的理由对于这个年龄段的女性来说是很典型的。在《老友记》中有这样的一幕，蕾切尔在她 30 岁的生日聚会上与男友闹起了分手。她宣布自己想在 35 岁生孩子，并说如果要完成这个 5 年计划，现在就应该和男友结婚了。

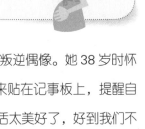

> 根据本书所做的调查，有一项结果很有趣却并非出人意料：大部分女性推迟生育年龄的原因是在花时间寻找如意郎君。

麦当娜（美国著名女歌手、演员）是很多我这代女性眼中的叛逆偶像。她 38 岁时怀了第一个孩子。我那时 28 岁，我把印有她怀孕消息的报纸剪下来贴在记事板上，提醒自己还可以舒舒服服地过上 10 年，10 年之后再生孩子也不晚。生活太美好了，好到我们不想有任何改变。今天，我可以高兴地说我做到了：39 岁怀孕，在还差两个月 40 岁时生下了第一个孩子。你可以说我给身体里的细胞"编了程"，而它们也接受了这一指令！

"代沟妈妈"

随着生活水平的提高，人的寿命也在延长，许多女性当大龄妈妈的信心也增强了。"代沟妈妈"指的是生育了一个孩子至少 10 年后再次当妈妈的妇女。在离婚率高达 50% 的美国，再婚的人约有一半会再次怀孕生子。

家中要再次堆满尿片、帮孩子应付数学测验和粉刺问题（这时候大的孩子已经步入青春期），这种从头再来一次的经历确实具有挑战性。可是，一个婴儿的降生的确能把整个家庭凝聚在一起，大孩子会同他的小弟弟或小妹妹建立起一种特殊的关系。别忘了，现在雇佣保姆可不便宜啊。照顾一个蹒跚学步的宝宝能让他的哥哥（或姐姐）不得脱身，也因此能让他们远离网络游戏。实际上你可以躲进洗手间休息一下，大可放心把弟弟（或妹妹）交给他们的哥哥（或姐姐）照看一会儿。

30岁以后做妈妈

晚育妈妈完全指南

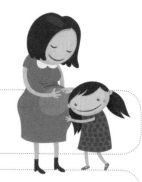

大龄母亲的优势

● **宝宝更健康**　美国得克萨斯大学的一项研究表明，晚育母亲生育的子女比年轻母亲生育的子女更健康。

● **自身更注重保健**　在对一组年龄超过35岁的孕妇的调查中发现，有86%的人通过改变营养摄取、生活方式、休息模式等途径来改善健康状况。她们会有意识地避免各种有害物质，有意识地改变工作、日常生活和运动等，以便适应孕期变化。

● **情绪更好**　意大利的一项研究表明，在孕期中，35岁以上的女性较少表现出身体紧张感和焦虑感，而心情愉悦和精力充沛的感觉会更强烈。

● **多采用母乳喂养**　事实证明，由于见多识广，晚育的妈妈们母乳喂养的时间更长。

● **产后忧郁症较少**　研究表明，同年轻妈妈相比较，成熟母亲不易发生产后抑郁。

● **照顾孩子的时间更多**　研究证明，年长些的父母会有更多时间花在孩子身上。

● **在孩子身上投入更多财力**　研究表明，年长的父母子女一般比较少，他们会与孩子分享更多财富。

● **孩子智商更高**　一项基于4 300位大龄母亲的研究发现，她们的子女在学业上更优异，表现也更好。研究者认为，其原因可能是年长妈妈更能注重自己孕期的营养充足，也可能是其家庭氛围更有助于学习。

● **大龄母亲更长寿**　无数研究表明，晚生育会延长母亲寿命。实际上，40岁后生育的女性活到百岁的概率会提高4倍。生育的黄金年龄，从身体健康状况和长寿的角度看，应该在34～40岁。

个人生活方式上的优势

晚育的妈妈往往更安定，并且已经做好了当妈妈的准备。她们往往更加成熟，更能较好地应对各种情绪和家庭财政方面的状况。这些都会给宝宝营造一个更安定、更健康的成长环境。很多大龄女性都认同她们会比年轻时就当妈妈更加称职，她们拥有了更多的智慧、时间和耐心来抚养孩子。

根据我的调查，女士们认为大龄母亲的优势大于劣势。她们感觉投身家庭的准备更充分了，因为她们没有错失独立的机会，因此也不在意放弃部分自由。大约 63% 的人说现在是生育的最佳时机，9% 的人说她们甚至会等到更晚。

专家的观点

> 很多晚育的女士的确很能干并成为出色的母亲。她们有很多优势：她们很投入也很欣赏自己的孩子；她们经济上更稳定，也有很好的人脉；为了集中精力照顾孩子和家庭，她们不再熬夜、不再抽烟；她们有机会发掘生活中的其他方面，并且确信自己已经准备就绪。
>
> ——戈登博士

> 当女士们年龄大些时，她们会把生活处理得更有条理，因此她们做母亲的思想准备也更充分了。
>
> ——思蒂·韦斯特

> 年龄大是优势，因为她拥有了丰富的经验、成熟的人格、系统的教育和心爱的事业。年长的女性更关注健康，自我准备更充分。她们把怀孕当作首要任务，就像是要完成某种历程。
>
> ——詹妮特·博拉思卡斯

几点个人观点

怀孕会产生一种很神奇的效果，让人青春活力再现，这是我们大部分人都乐于接受的。体内产生的激素会使头发又粗又长，指甲变得也更坚韧。由于血量增加，你的双颊变得红润，这就是著名的"妊娠光辉"。此外，你的胸部会变得更丰满，让你看上去更加性感迷人。

> 女人 20 岁，孩子会毁了她；女人 30 岁，孩子会保护她；女人 40 岁，孩子让她重现年轻。
>
> ——莱昂·勃鲁姆（法国前总理）

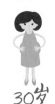

几点劣势

医生的担心

大龄妈妈的主要不利因素往往是医学方面的。但是研究表明，晚育母亲"更不容易发生危险行为"，那么这些医学上的风险就会大大降低了。走进任一家酒吧，在喝酒的女性多半是年轻姑娘。20多岁时的我，也曾经常和男士们拼酒，这样的饮酒习惯一直持续到我30岁出头。我那时最热衷的嗜好就是跟闺蜜们到酒吧里喝酒、喝咖啡，结识朋友，感悟人生。可现在，各种新鲜果蔬更让我着迷。

> 这是40岁生日最棒的礼物，这是做母亲的最佳时间，丝毫没有年轻妈妈会有的牺牲感。妈妈问我："你干吗母乳喂养孩子那么长时间？都不能出去休闲一下。"可是，我为什么非要出去呢？那种生活我已经"享受"了20年，你不想一辈子都以27岁时的生活方式活着吧？！
>
> ——克莱尔（40岁生宝宝）

现在人们都爱谈论风险。大龄妈妈经常被警告宝宝患有各种缺陷的可能性会增加，因为一般认为宝宝患这些缺陷的风险会随着孕妇年龄的增加而增加。根据统计，40岁的产妇生育唐氏综合征婴儿的概率是1%，但这也意味着她有99%的概率孕育健康宝宝。其他被认为和高龄产妇相关的妊娠综合征，如糖尿病、先兆子痫及高血压等，均没有统计数据证实。我个人的调查结果显示，大龄妈妈中有83%的人不会出现任何形式的妊娠综合征，有3%的人会患妊娠糖尿病，2%的人会患先兆子痫，5%的人会生育早产儿。而这些数据相对于任何年龄段的孕妇来说都是正常的。一项美国的调查显示，50岁以上的产妇，其妊娠风险甚至不高于年轻产妇。她们也不会因为体力或精力不足或是因为初为人母的压力过大而表现出力不从心。

> 如果排除了那些广为人知的风险，高龄产妇同其他孕妇并无明显差异，她们完全有机会生育一个健康宝宝。
>
> ——迈克尔·奥当博士

焦虑和消极情绪不利于健康妊娠，尤其是关键的妊娠期。因为第 6 章会涉及所有检查和成见，所以在妊娠章节中可以关注些更有趣的内容。

> 我发现大龄妊娠最大的不利因素是人们会把你当成高危者对待。危险因素的确存在，但是大部分大龄孕妇都会做得很好。对她们来说，最大的障碍是由于年龄因素而产生的对困难的预期，以及由此引发的紧张和不安。
>
> ——詹妮特·博拉思卡斯

另一个常被经常提及的大龄妊娠的不利因素是高流产率。不论在什么年龄段，流产会涉及所有女性。最新研究表明，现代医学可以采取多种方法降低流产风险，这些方法在第 2 章和第 6 章中有详细介绍。

还有就是围绕整个生育问题的热点争论。现在不孕不育不仅困扰 35 岁以上的女性，而是一个影响着每个人的世界性问题。这一问题应部分归咎于我们的食品和环境中的毒素。下一部分"一些错误认识"及第 2 章和第 3 章，将探讨年龄增加和可怕的生育能力降低的问题。

生活方式的弊端

根据我的调查，大部分受访者认为，大龄母亲的主要不利因素是会感到更疲惫。可是这很难比较，无论是适龄还是高龄，怀孕生育都会让人筋疲力尽。就我个人而言，我比那些年轻妈妈更能忍受半夜被吵醒的困扰，而她们常常需要更长时间的休息。

我觉得晚育最大的不利之处在于无法生育多个孩子。由于"时光流逝"，你一般只能拥有独生子女或是两个年龄相差不大的子女。每次怀孕生育之后，你都需要很好的恢复，这也将在本书后面的章节中详细讲述。

> 让很多人惊讶的是，处在社会较低阶层的女性妊娠的危险性竟然比高龄妊娠还高。

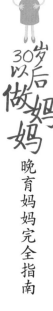

一些错误认识

精神高于物质

现代社会中长大的普通女性常会听到类似的告诫：生育能力会随着年龄的增长而下降。我在瑜伽馆认识的一位 29 岁的女性朋友对我说，妇科医生建议她马上怀孕，她说："我还不到 30 岁，工作上刚刚有点起色，而且我连男朋友还没有啊！"许多接近 30 岁的年轻女性都受到过这样的告诫和惊吓。当你的耳边不断传来你的卵子质量下降的说法时，你或许开始相信了。有太多的话题都在说关于大龄女性妊娠时可能面临的局限性等不利因素，而不是有利的因素。

> 如果你把自己的身体视为一颗定时炸弹，它会先在你的生理上发挥作用。这些信息会误导并伤害女性。科学地讲，这会增加压力激素的分泌和生殖激素的产生方式，你的脑垂体就会给卵巢发出信号。我们直到现在才真正了解，信念对我们的身体系统会产生深远影响。
>
> ——克丽丝汀·诺斯鲁普博士

现代科学正在确认人的精神会支配健康和衰老进程这一假设。哈佛大学教授艾伦·兰格通过多次研究证明，那些摆脱压抑心态的人，即使只有些许思维、语言和预期上的改变，都会使他变得更显年轻并且更长寿。

作家狄巴克·乔布拉还讨论过我们的思维如何控制身体上的每一个细胞，并且我们每个人都有影响和延缓衰老的能力。

如果说科学已经承认健康在很大程度上受精神支配，那么以此类推，生育能力也会如此吗？

在我的调查里，68% 的大龄母亲都说自己感觉比实际年龄年轻，没有一人感觉比实际年龄大。我们可以由此假设这些妇女都向自己的身体传送了正能量信息。调查问卷中最出人意料的结果是 35 岁甚至 42 岁以上的女性，其怀孕的速度竟然如此神速。65% 的夫妇只用了 3 个月就成功怀孕了，远远高于一般夫妻平均需要 8 个月的受孕时间。接受调查者中只有 15% 的夫妻用了 8 个月以上的时间成功怀孕。

还没有明确的数据证明年龄增长会导致受孕困难，尽管大多数医生都把它认定为既成事实。生育能力关乎个体，受很多可变因素影响。为了使证据充分，我们需要把数据规范化，这意味着要进行比对。晚孕的真实数据很难获知，因为很多女性到 40 岁后也不会尝试主动受孕。

对生育能力下降进行夸大宣传，导致的一个后果就是 40 多岁甚至 50 多岁孕妇的高堕胎率。在英国，40 ~ 44 岁打算堕胎的妇女与 16 岁以下少女的比例相近。有证据显示，这些人中的相当一部分都认定自己已经不能怀孕。

适应变化

1982 年，希拉·吉茨格率先出版了一部关于大龄母亲的书，书名叫《30 岁后再生育》。猜猜到了 1994 年图书再版时书名改成什么了？《35 岁后再生育》。这一现象也完美地阐释了我们社会所发生的变化。现在 30 岁以上甚至 40 岁以上的新妈妈越来越多。1900 年，妇女的平均寿命为 46 岁。而现在，这个年龄段的女性还精力充沛、性感犹存，而且依然可以孕育子女。如果我们已能延长寿命到可以看到孩子长大成人，那么生育能力不也同样可以延长吗？细胞分裂影响自然衰老的进程，由于衰老的细胞停止再生，从而导致人体组织的生命有限。根据正常的细胞分裂，人类可以活到 120 岁。这也保证了你即使是 45 岁生育，也完全能来得及当上祖母甚至是太祖母。

人类作为一个物种，导致进化的基础是我们拥有很强的适应性。有些科学家认为，绝经期是现代生命进化中的一次"事故"，他们认为妇女应在死亡时才会绝经。只在生命的部分时间段拥有生育能力在生物学意义上是讲不通的。科学家认为，由于女性的生殖系统要比男性复杂得多，所以它还没能跟得上或者还没能适应寿命的变化。

根据英国谢菲尔德大学的一项研究，人们可以推测现在晚育的趋势，将导致长效生殖基因的传承。

还有一个有趣的事实：墨西哥惠考尔印第安人是阿兹特克人的后裔，她们大多生活在墨西哥中北部的深山里，传统上直到 40 多岁甚至 50 多岁还生育子女，而且她们的寿命还在不断延长。关于其原因，一种解释是她们有着和我们不同的社会状况，另一种解释是她们纯天然的饮食和使用仙人掌做药材。

所以我的预测是：10 年之内女性的生育期将会延长。这也并不意味着必须让年轻的妈妈们晚育，而是我们可以从现在开始，用正能量来改变大家的传统观念和认识。

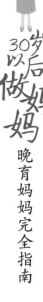

30岁以后做妈妈

晚育妈妈完全指南

宝宝会对我的事业产生怎样的影响

产假

在英国，约有三分之一休产假的妇女并未回归工作岗位，主要原因是她们无法适应工作后的作息时间。虽然现在双职工家庭的状况已经有所改善，有了更多兼职的机会、灵活的时间和更多的保育设施，但是也确实存在针对妈妈们的诸多不合理规定，这也是当前社会的一个现实。

一项为期30年的在18个国家进行的研究表明，延长产妇带薪产假大大降低了新生儿死亡的风险。每增加10周额外产假，新生儿死亡率就下降2.6%。在英国，如果把产假延长到1年，新生儿死亡率会降低6.8%。

在"我们要不要亲自养育"的讨论中，大家关注的焦点是能否挤出时间照顾婴儿。婴儿并不需要妈妈总在身旁，但心理学家认为，如果能有两到三人一直照看着宝宝，将有利于他们的成长。如果工作会使你感到开心，那么就没有理由不去工作。虽然会有一些负疚感，但只要你自信能让小宝宝得到很好的照顾，生活就不会变得更糟。记住，没有哪个决定是必须坚守的，可以根据具体情况随时调整。

成熟妈妈能够拥有的一大优势，就是产假更长一些。很多人因为要享受家庭团聚的宝贵机会而决定做个全职妈妈，或者她们会把重心从原来的以工作为主转移到以家庭为主。

人们会认为我是被宝宝困在家里了，其实在事业上给自己放个假也是个明智之举。我觉得如果你愿意等到38岁才要第一个孩子，那么牺牲一点工作时间来照顾他是完全合情合理的。坦白地说，在辛苦工作了15年以后，我感到自己值得这样做。我确信如果二十几岁要孩子的话，自己还不能或者不能充分准备好离开自己的工作。

——凯特（38岁生宝宝）

家庭幸福

由于收入减少，即使只有一段时间，对于你已熟悉的生活来说也需要好好适应才行。

除了收入减少，还有支出增加。在英国，一个孩子从出生到 21 岁所需要的抚养费预计接近父母收入之和的 1/3。育儿的花销最高，从 6 个月到 16 岁平均需要父母收入之和的一半以上。我有个朋友决定从你死我活的激烈竞争中全身而退，缩减开支，搬到房租便宜的地区去，而研究不断显示，那些将生活简化的人会发现结果非常好。

适应初为人母的改变一开始确实有点困难，特别是对那些已经习惯了独立和自由生活的人来说更是如此。照顾宝宝是个辛苦活，一刻也闲不着。你需要耐心、坚强的意志和积极乐观的态度。有时也会有孤独和被遗忘的感觉，正因为如此，新手妈妈经常组成自己的小团体。我做了很多年的电视记者，整天要跟压力很大且挑剔的编导以及反复无常的被访者打交道，但是我发现，其实做妈妈才是我干过的最费力气的"工作"，而这又是最重要的。我必须承认这份"工作"的确单调无奇、十分琐碎，又费力不讨好，但从长远看又是高回报的。你在为孩子的一生奠定爱的基础，就像"牺牲"这个词的英语"sacrifice"所表达的那样，你在给予他们一份"神圣的礼物"。

宝宝如何影响我的关系群

三人为伴

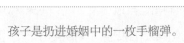

没有什么比生孩子更能考验你跟爱人的关系了。一个尚在襁褓之中的婴儿需要大人一天 24 小时时刻的照料，那种压力可想而知。很多研究表明，因为照顾孩子而引发的疲惫和厌倦感、夫妻间相处时间和性生活的减少、与孩子有关的分歧增多、经济忧虑加重等，都是影响夫妻关系的主要原因。

> 孩子是扔进婚姻中的一枚手榴弹。
>
> ——诺拉·艾芙隆（作家）

孩子是夫妻的基因结合，生育孩子意味着你们将不求回报地全力付出。孩子会加深夫妻间的爱，因为宝宝是你们两人的结晶。

大龄妈妈的夫妻关系往往更加稳固，更容易容得下第三个人——宝宝。大龄女性等待那么长时间才生育的原因，可能就是一直在寻找如意郎君。我的朋友中很多都是很晚才找到理

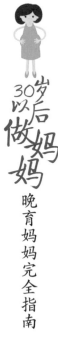

想伴侣的，但结婚之后很快就怀孕了。拥有下一代的过程也是进一步了解对方的过程。

现在的新手爸爸都属于新生代，从进化的层面看应该比我们的父辈更优秀。他们不再只关注宝宝吃饭穿衣这些事。你能看到爸爸们在亲子游戏场上拿手绢帮孩子擦鼻涕的情景，也能看到开家长会时他们的身影；他们还会穿着围裙做蛋糕，为小宝宝的第一个生日聚会忙前忙后；他们也会耐心地安抚哭啼的孩子。现在的爸爸们平均每天会拿出一小时的时间照顾子女，这个数字是上一代人的3倍（比我父亲照看我的时间多了30分钟）。

朋友和快乐家庭

有了宝宝之后，朋友间的交往也会发生一定的改变：下班后泡酒吧的闺蜜们成了回忆，取而代之的是那些下午在花园或广场一起散步看孩子的新伙伴。不是所有的朋友都会对婴儿湿巾的牌子感兴趣，也不一定愿意耐心呼应你的宝宝的牙牙学语。对于那些没有孩子的朋友，见面时最好一个人去，而且不要总是谈论孩子。你不妨多换位思考一下，要知道她们有的也想要孩子，只是"还没腾出时间来"。

有了孩子之后，你和父母之间的关系也发生了变化。你的爸爸升级为祖父，他会很高兴。你的妈妈即使不帮你们照看孩子，也会无限爱怜地抱着宝宝亲不够。一旦生了孩子，母女之间的关系就更亲密了，至少你会更加理解和感激妈妈为了能把你带到这个世界所付出的一切。但是，你们之间也会产生许多新的冲突。妈妈会给你提各种各样的建议：教你怎么断奶、怎么处理感冒、怎么养育……而这些方法可能过于老套、过时。时过境迁，科技发展日新月异，新知识和新成果不断涌现。此时最好的处理方法就是体谅她，容忍她，倾听她的忠告，多说感谢的话，然后做你认为最正确的事。和天下所有的母亲一样，她是那样的用心良苦（当你成为母亲的那一刻起，你就明白了自己也是如此）。请坦然面对吧，这可能是她唯一感觉比你懂得多的事情。

不只是妈妈有些你不爱听的有用的没用的忠告，同事、亲戚朋友，还有从未见过面的甚至没生过孩子的邻居，所有人都会给你讲她家孩子的故事，比如舔了厕所刷子、如何处理牙齿问题等。你以生育后感觉易受伤害的理由来解释不会起作用，冲他们大喊大叫也无济于事，所以还是慢慢点点头表示赞成吧，这到了孩子长到6岁开始喋喋不休时也管用。

至于来自周围所有人的各种评论，比如你的邻居与你的意见不同，或是广场上的妈妈们把你当成了奶奶，此时你可以反复叮嘱自己：管他呢？虽然社会上对大龄妈妈已经有了许多理解和宽容，但还是有人做不到，这是他们的问题，与我无关。

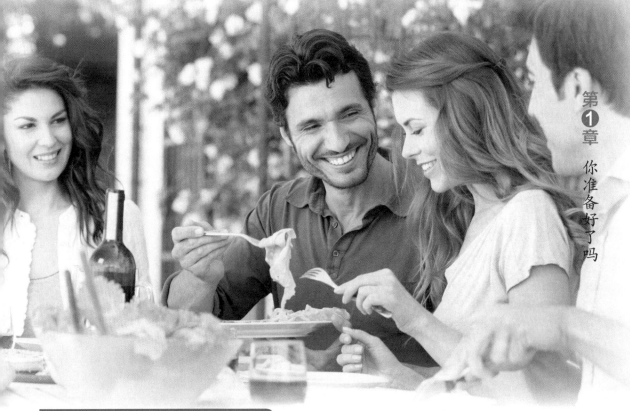

"你准备好了吗" 终极测试

1. 整个一周每天晚上都待在家里，即使有人约你去市中心新开的最好玩的地方也不为所动。如果一周结束时你还能保持平静，祝贺你通过了第 1 项测试。

2. 让某人不停地戳弄你正在阅读的书或报纸，如果你还能保持镇静，好极了，请接下来测试第 3 项。

3. 在"妈妈，妈妈"的重复叫声中尝试跟朋友谈话，最好是有人同时扯你的袖子。如果你还能说完自己的句子并听清朋友说的话而不会头痛，那你就可以顺利进入第 4 项。

4. 用下面的方式出趟家门：开前门，关前门，再打开，刚迈步出去又回到家中！然后沿着小路走，在一片树叶边停下，捡起来，翻过来，扔掉，往上看并用手向天空指指点点，然后又往回走向前门。在你到达前，转过身往花园大门走。当你走到那里时，再重复刚才走前门的步骤。你最好在约会快要迟到时做这个实验，如果你的神经还能保持正常，就进入第 5 项。

5.下载或自己录一段宝宝哭闹时说话的声音，用最大音量播放，并试着完成下面这些事：开车、去商店买衣服、打电话、打扫厨房、看新闻。如果录音不会影响到你，声音开大点再试一遍。

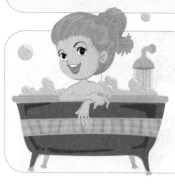

6.开着浴室门淋浴，不拉浴帘，一只眼睛看着浴室的另一边。身上刚打满沐浴露，从浴缸中走出来跑到浴室的另一边（不穿拖鞋）。不冲水至少2分钟，然后快速冲洗，一只眼睛还要看着浴室的另一端，没彻底擦干身子就迅速穿上衣服。如果你仍能洗干净，那你将来就能和宝宝一起洗澡了。

7.一只手抱着重物（像抱个孩子一样），用另一只手做下面的事：做一顿三道菜的晚餐、化妆、写电子邮件、上厕所。如果你成功完成，请把所有的事情再做一遍，并且腿上再加上点东西。如果你能应付下来，那说明你的技术不错，几乎可以做妈妈了。

8.在测试期间不能发生任何性行为。如果发生了，想象其间会有人闯入，在你快要达到高潮时有人闯进来。不要重新开始性行为，也就是不要有高潮。

9.尝试吃一顿饭（最好是在很饥饿时的一顿美餐），条件是在膝盖上放一只尖叫着的坐立不安的小动物，如一只小狗。如果你能有办法吃完大部分饭菜并且还不会撒出来，那恭喜你，你能跟一个蹒跚学步的宝宝一起吃饭了。

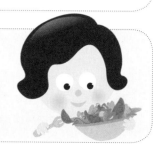

10.让某人晚上每隔三小时叫醒你一次，并且拽你的乳头直到疼痛。早晨7点，不管你有多累都要起床。在测试阶段，每晚都要如此。

如果你能成功地完成以上所有内容，理论上你就可以要孩子了。但是到时可能还会有许多意外情况发生，你要有充分的思想准备。

倒计时

再强调一下，你的身体越健康，生育能力就越强。

充足的营养和健康的生活方式对于大龄父母来说更加重要，这会使从受孕、怀胎待产到产后恢复、到决定再次怀孕的一系列过程都有所不同。

我建议每对夫妻都采取积极主动的方法，在筹划要孩子前的 3 个月开始排毒。随着年龄增加，我们的身体里堆积了毒素，这些毒素除了会妨碍你怀孕外，还会传给胎儿。比如重金属，会通过胎盘影响正在发育的胎儿神经系统。

越来越多的证据表明，在子宫中短短几个月的时间会塑造我们的一生。但是，并不是只有妈妈的子宫环境是重要的。表观遗传学（Epigenetics）的研究表明，父亲遗传基因中的脱氧核糖核酸（DNA）不仅会影响下一代的健康，还会影响第三代的健康。强烈推荐怀孕之前 3 个月开始戒烟戒酒，因为这是精子更新和卵子成熟需要的时间，还要少接触咖啡、精加工食品和软饮料。确保摄入大量主食、新鲜蔬菜和水果。第 2 章将详细介绍什么食物对生殖系统好，什么应该敬而远之。大部分医生会推荐在怀孕前就补充叶酸，以预防胎儿脊柱裂的发生。

孕前与孕期的保健同样重要。理想的状态是既要净化身体，也要平复心理和情绪，摒弃坏习惯，为新生命的到来准备好"空间"。人的健康有不同层次，精神健康是核心。精神健康意味着你能心想事成，它为心理、情绪和身体的健康奠定了基础。良好的饮食、运动和生活方式能使人的身体更加健康，因此，身体健康和精神健康才能确保顺利怀孕。

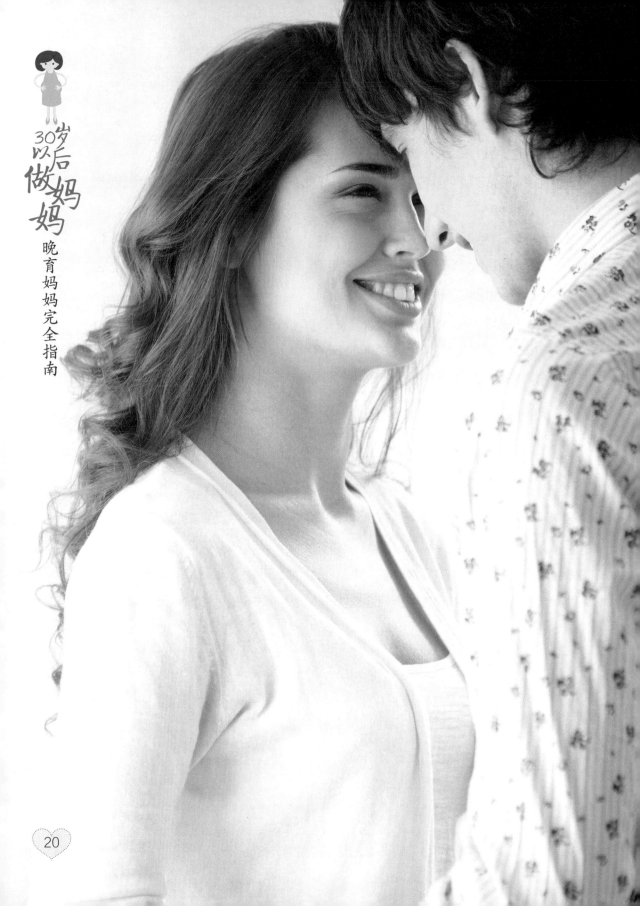

30岁以后做妈妈

晚育妈妈完全指南

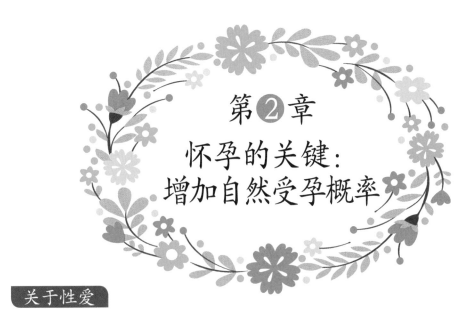

第2章
怀孕的关键：增加自然受孕概率

关于性爱

毋庸置疑，想怀孕就得有性行为，很多人没能怀孕是因为他们的性行为还不够多。这么说也许会让不少人觉得费解，因为他们曾花费了很多心思去避孕。回想一下你年轻时的性经历，那时候是多么害怕怀孕啊。多年来你为了避孕而服用避孕药，使用避孕套、节育器，采取体外射精等。后来你年龄大些了，只在精力充沛、灯光适宜、没有吃得过饱、电视节目索然乏味时才有性生活，而你还期盼在那种情况下怀孕。通常情况下，你一周需要2～3次性生活，而且是中间要有间隔的（不是周日午饭前或午饭后的连续两次，不过那倒也无妨）。如果感觉太费事，又想在最佳生育期内完成任务的话，请往下看。

了解生育能力

如果能准确了解自己的最佳受孕时间，怀孕就比较容易。如果你从没有怀过孕或一直在服用避孕药，那你对自己的生理周期不太了解也情有可原，现在，该找回对身体的主动权了。

基础生物学表明，要完成受孕必须要有一个成熟的精子和一颗成熟的卵子相遇。精子在体内最多可以存活6天，而卵子如果在36小时内没能受精就将死亡。所以，从排卵期的前几天到排卵后一天只要有性行为，就有怀孕的机会，因为这段时间精子会停留在体内等待成熟的卵子。可是什么时候排卵呢？这需要算一算。排卵期要讨论一些分泌物的状况，这也许会让部分女性感到不适。

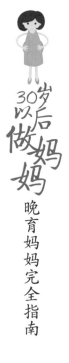

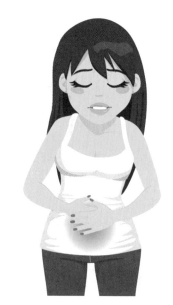

每个月你的身体都会提示你生殖能力的变化，通常在月经周期的中间就是排卵期。如果把月经的开始作为第一天，那么排卵期通常是在经期的中间，也就是在第11～16天。由于个体上的差异，每个人周期也会有所不同，因此不存在绝对规律。但是记录经期是很有好处的，会帮你逐渐熟悉自己的月经节奏。

通常情况下，没有明显疼痛和血量正常是正常月经的表现。但是只掌握月经节奏还不足以帮助你成功怀孕（或者是避孕，许多莽撞的青少年已经亲身证明了这一点），你还需要更多技巧。

儿育女很棒，但是我得说你需要无比漫长的等待，然后带着最美好的希望，像疯掉一样忙乱地生活一个月。——我28岁时单位的一个同事给了我上述忠告。那时他40岁，妻子38岁，第一次当了父母。

要特别注意宫颈分泌物。"你的分泌物就是你的生育能力。"著名的生育专家吉塔·韦斯特这样指出。通过查看内裤上的痕迹（也许你会有点恶心），你就能判断出排卵期。正常的排卵期分泌物看上去会有点像生鸡蛋清，有弹性、光滑并且透明。这些体液受雌激素增加的影响而分泌，它预示着排卵即将发生，同时也为精子的生存和向前游进提供了最适宜的环境。

排卵期一过，你的基础体温就会升高，这可以用很多方法测出来。其他还有一些排卵的征兆，如被叫作"经间痛"的胸部疼痛、腹部轻微坠涨感等，也预示排卵的发生。

研究表明，女性并非每个月都排卵一次，而有时候一个月内会发生重复排卵。如果你不了解自己的月经规律，单纯用分泌物和基础体温判断排卵意义不大。因为你预测的时间可能会出现偏差，甚至预测错误。预测工具只能提示你排卵什么时候将发生，因为宫颈分泌物往往在排卵前几天就开始了。

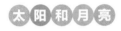

太阳和月亮

　　褪黑素是一种人体主要激素，它会影响生殖激素和生理周期。因为褪黑素受自然光中蓝色成分的控制，因此白天接受自然光照射越多越好，光照能刺激激素的产生。如果你是在人工光源下工作，那么闲暇时请你到户外去吧。阳光对卵子和精子都很重要，还有维生素 D。所以多接受阳光普照吧，尤其是在寒冷的冬天里。赶快搬走那些摆在卧室里能照明的各种电器吧，你不妨在每个良宵都拉开窗帘仰望一下明月和星空，这对你调节周期、提高生殖能力都有好处。

　　了解自己的孕育能力会赋予你力量，会让你的身心更加和谐，还会让你在医生面前更有自信和尊严！我的朋友卡拉非常精确地知道自己是哪天怀孕的，所以自己测出了预产期（应该不会早只会晚）。她的妇产医生对此提出了质疑，但最后卡拉毫无悬念地获胜了。

　　不过，对生育能力的掌控也会产生负面影响：性生活可能成为单纯的机械行为。排卵期性交感觉就像是在完成某项"任务"，让男人们有一种无形的压力。这种压力会让很多人望而却步，但男人们也会很希望能在这次表现中发挥出色，或许这会是他一生中最重要的一次。

　　很多女性都说在一个月中排卵期是她们感觉性欲最强的时候。很多雌性动物在排卵期都会欲望大增，让雄性抓狂（你养过宠物吧），所以不用害怕，这是人的本能。尽情释放自己的天性吧，有什么能比孕育宝宝更有魅力呢？

如何让性欲回归

　　可摄入能提高性欲的食物，比如芦笋、牡蛎、松露、芹菜、香蕉、香草、可可（每个女性的最爱）和玛卡等，食用这些食物 9.5 周就会有明显效果。

　　我认为，女性应该努力开发自己的生育能力。要让自己感觉有欲望、很性感，任何时候生孩子都不成问题。要尊重和了解自己的身体，知道什么时候排卵，要了解阴阳和宇宙变化的联系，并能主动去追求快乐。停下工作喝杯茶吧，不要一路狂奔，要让自己放慢脚步，学会享受，要改变心态！

　　　　　　　　　　　　　　　　　　　　——克里斯汀·诺斯鲁普博士

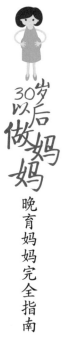

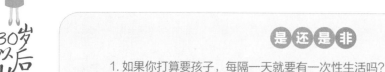

是 还 是 非

1. 如果你打算要孩子，每隔一天就要有一次性生活吗？

答案：不是。目前的研究证明每天有性行为受孕概率才会增加。

2. 性行为结束后，平躺 15 分钟会增加受孕概率吗？

答案：是。平躺有助于精子沿阴道进入子宫。如果要避孕就马上站起来并冲洗阴道，以使精子流出。

3. 性高潮有助怀孕吗？

答案：是。由于子宫收缩加剧，精子更容易被吸入阴道。

有助生育能力的食物

来自官方的观点是：合理的饮食可以促进激素分泌，从而有助怀孕；不良的饮食会阻碍女性怀孕。科学实验、大量调查和无数案例都验证了上述观点。合理的营养对健康至关重要，正确的饮食不仅可抵抗疾病，还可以延缓衰老、改善和延续生育能力。

为什么饮食对生育能力如此重要

人体是一个设计完美的有机体，具有超强的愈合办活力和生育的能力。但是身体若要出色地完成工作，就必须保持营养均衡、消化系统运转正常。如果你饮食不当，身体就会受损，激素分泌也会失衡。如果你摄入过多毒素，身体就需要消耗许多能量来降解它们才能恢复平衡。生育并不被视为人体的首要任务，因为它不会直接影响生存。

气 的 威 力

传统的中医诊疗对恢复活力尤为重视，因为通过吸收食物中的营养成分可以补"气"（印度称为"生命之气"）。气是指生命能量的流动，它在自然界中围绕着我们，使我们存活着，并管控着我们身体的各项机能。

有30% 的不孕不育病例医生也束手无策，而且很遗憾大部分医生在学校里没学过营养学。尽管有大量研究已经证明饮食同健康及生殖能力密切相关，但这些医生往往对此不以为然。不孕夫妻们只能一味地接受药物和昂贵的试管婴儿治疗，而没有人告诉他们要吃得好（况且改善饮食不会给制药业带来收益）。

吃什么

食物基本上就相当于药物，但它更经济实惠，对人体的伤害更小。要保证摄入足够的蔬菜和水果：你需要摄入的包括必需脂肪酸、富含不饱和脂肪酸的油和抗氧化物。此外摄入一定量的生食也很有益。有机食品是最好的，因为它不含杀虫剂，营养含量更高。因此，本地的应季食品通常都是最佳选择。

为了保证你的身体能够吸收营养，你应当尽量少吃（或者如果可能直接不吃）预制食品和精加工食品。除了营养价值低，它们还含有大量的脂肪、糖、盐和对人体有害的化学防腐剂。这些食品让你在吸收零热量的同时血糖达到短期峰值，因此导致身体系统无法正常运转。

有助生育能力的食物

在食物中尝试加入下列成分，它们有助于改善生殖功能。这些特殊的维生素、矿物质和脂肪酸能使生殖激素保持平衡，并能保护脱氧核糖核酸和染色体不受侵害。

维生素

- **维生素 A**　苜蓿、杏、芦笋、西兰花、卷心菜、胡萝卜、大蒜、羽衣甘蓝、木瓜、桃、南瓜、南瓜子、菠菜、地瓜、西红柿、萝卜、西洋菜。
- **B 族维生素**　苜蓿、海藻、杏仁、芦笋、鳄梨(牛油果)、香蕉、甜菜根、啤酒酵母、西兰花、卷心菜、海带、扁豆、蘑菇、紫菜、菠菜、葵花籽、核桃。
- **叶酸**　鳄梨、啤酒酵母、西兰花、糙米、菜花、枣、绿叶菜、扁豆、燕麦、橙子、菠菜、全麦。
- **维生素 C**　苜蓿、苹果、杏、芦笋、鳄梨、甜菜根、甜椒、黑莓、蓝莓、卷心菜、柑橘、猕猴桃、洋葱、木瓜、草莓、西洋菜。
- **维生素 E**　苜蓿、杏仁、糙米、蓝莓、绿叶菜、坚果、芝麻、葵花籽、地瓜、小麦胚芽。

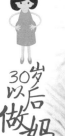

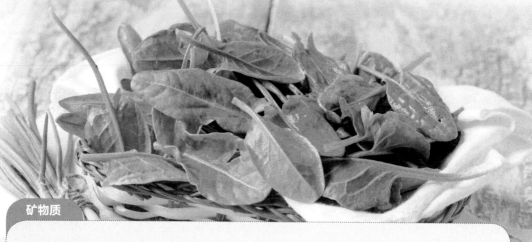

矿物质

- **钙** 苜蓿、杏仁、西兰花、燕麦、卷心菜、绿叶菜、菠菜、芝麻。
- **铁** 苜蓿、杏仁、杏、鳄梨、甜菜根、啤酒酵母、鹰嘴豆、枣、无花果、芸豆、绿叶菜、扁豆、欧芹、梨、南瓜、葡萄干、菠菜、葵花籽、西洋菜。
- **镁** 苜蓿、苹果、杏、鳄梨、香蕉、啤酒酵母、糙米、可可、芹菜、无花果、葡萄柚、绿叶菜、糖浆、桃、芝麻、葵花籽、谷物。
- **锰** 苜蓿、鳄梨、蓝莓、鹰嘴豆、绿叶菜（特别是菠菜）、扁豆、菠萝、葵花籽、谷物。
- **硒** 苜蓿、鳄梨、巴西坚果、啤酒酵母、西兰花、糙米、大蒜、洋葱、欧芹、芝麻、菠菜、葵花籽、谷物。
- **锌** 苜蓿、杏仁、芦笋、鳄梨、啤酒酵母、胡萝卜、绿叶菜、燕麦、山核桃、南瓜子、葵花籽、海菜、贝类（如牡蛎）、甜玉米、西红柿。

注：谷物包括大麦、荞麦、玉米、小米、燕麦、藜、黑麦和糙米。

必需脂肪酸

从亚麻籽油、紫苏、磷虾或鼠尾草籽油中摄取至关重要的不饱和脂肪酸（Ω-3）。

油性鱼类如沙丁鱼、鲭鱼和三文鱼中也含不饱和脂肪酸（不过要注意有些鱼油，如鳕鱼肝等可能被污染）。

植物性的不饱和脂肪酸替代品可从海洋微藻类中获取。

月见草油能帮助分泌更多的宫颈液，但是只适用于经期到排卵期之间，因为它会引起宫缩。

必需脂肪酸对于生育功能的确很重要，因为它可以保持卵细胞膜健康柔软，使精子更容易穿过。反式脂肪酸有害，因为它们能使卵子表面变硬。

——玛丽莲·格兰威尔博士

超级食品

蜂花粉是理想的促进生育能力的食品，因为它是植物王国的种子，其所含的氨基酸和蛋白质极易被人体吸收。

蜂王浆也是有助生育能力的超级食品。据说能够提高卵子质量乃至数量。蜂王浆是蜂后的唯一食品，它每天产2 000颗卵。如果你对蜜蜂蜇伤过敏，则不能食用花粉或蜂王浆。

小球藻是富含叶绿素的海藻，能够帮助身体清除重金属、二噁英和杀虫剂，并且能修复脱氧核糖核酸。它的维生素 B_{12} 含量也很丰富，呈碱性能补血。可以在每天饭前或饭后两小时摄入一粒营养片或一匙营养液。

玛卡是安第斯山脉一种能帮助生育的食品。它是富含营养的植物根块，生长于高山之上，玛卡能促进内分泌系统和激素平衡。我在我的早餐奶昔中每天都加一勺玛卡粉。

草药

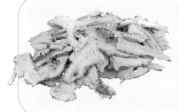

使用圣洁莓（西洋牡荆树的果实）、黑升麻、当归和肺筋草。这些草药都能有效地平衡激素和调经，从而提高生育能力。但要记住草药的作用很强，如果你在接受其他药物治疗或激素治疗，请暂时不要服用。

谈谈营养品

当下，很多水果和蔬菜的营养是不充足的，因为土壤已经变得贫瘠，这也是为什么营养学家经常建议大家补充营养品的原因。可是，如果你的身体失衡，就不能很好地吸收营养品中的营养。因此，以植物为基础的有机全食是你能拥有的最佳的饮食方式。你可以加入芽菜、藻类和油脂等，以确保摄入的营养成分更集中。如果你想补充多种维生素，则要确保选择最好的（要纯天然的而不要人工合成的），并注意自己的特殊需求。

当饮食不当时，药物不会起作用。
当饮食适当时，药物不需要起作用。

——印度阿育吠陀谚语

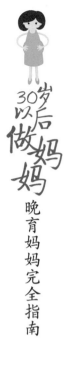
为什么要选有机食物

研究一再表明，有机食物比非有机食物营养更丰富，它们含有更多优质维生素、矿物质以及抗氧化剂。有机食物味道更好，因为它不使用会把土壤变得贫瘠、导致人类生育能力下降的杀虫剂。现在使用的很多杀虫剂都含有外源性雌激素，这些化学物质与人类的自然雌激素类似，会使身体的激素受体发生错乱从而导致不育。有一些证据令人触目惊心：传统的农民和从事与杀虫剂相关工作的人患不孕不育的概率比普通人高 10 倍，他们的正常精子数量少得可怜。正常精子平均密度为 60m/ml，而从事有机种植的农民的精子密度达到 363m/ml，异常精子也非常少。

如果因为经济原因无法获取有机食物，那么可以将可能喷洒了大量农药的水果削皮之后再吃，比如苹果。把水果和绿叶菜先在加入了柠檬汁、苹果醋或食品级过氧化氢的水中浸泡几分钟，然后冲洗干净。厚皮的水果，如西瓜、菠萝、香蕉、鳄梨和木瓜等，果实不易受农药侵害，相对安全一些。

如果当地有农产品市场，可以到那里购买食物。多跟农民聊聊，有时即使他们卖的不是贴着"有机"标签的食物（申请认证通常需要花较高费用，而且申报程序复杂），他们的产品也可能是没用过杀虫剂的，也有可能不含转基因成分。所以，最好吃新鲜的、当地产的食物，这要比两周前采摘的从外地空运来的有机食物好得多。

生食革命

当前，动物类食物的大量生产正在破坏着我们的星球。集约化的畜牧场为了获取肉类和乳制品需要耗费大量能源和水，从而使环境负担加重。每生产 1 磅牛肉需要用的水是生产 1 磅土豆用水量的 200 倍，而且牲畜吃掉了世界上 70% 的粮食。减少肉类消费，或者甚至做个素食者，意味着你在减少碳排放。抛开某些政治和环境因素，以蔬菜为基础的饮食，且其中 50% 为生食，对身体健康非常有益。人类是唯一在摄入食物前需烹饪的动物，反观小牛犊，如果不喂它奶牛的生乳而是喂巴氏灭菌牛奶，则无法长成健壮的成年牛，甚至会夭折。

当烹饪食物时温度超过 45 摄氏度，酶的分子结构会被分解、破坏。你在炒菜时能看到蔬菜失去颜色和弹性，这说明酶被破坏了。生鲜食物含有更多的维生素、矿物质和未受破坏的酶，这些酶能帮助我们消化食物和促进体内老旧组织的代谢。酶还可以修复脱氧核糖核酸及帮助器官愈合。如果身体需要自身的酶来消化食物，人体会老化得更快。如果我们的器官不能及时清除废物，体内的毒素就会积聚增多，疾病就产生了。毫不夸张地说，酶就是生命之光。

在饮食中如果加入更多的生食，你的头脑和身体都会感觉更清爽、干净和充满活力。早餐做个水果奶昔，上午喝个绿蔬奶昔，中午时来一大盘豆芽、谷物和豆子做成的沙拉。如果天气特别寒冷，你可以在午饭结束时喝一道汤；也可以在晚餐时做一顿热乎乎的、富含蛋白质的晚餐；或者开始尝试每周吃一天生食。如果你确实需要烹调，最好是蒸或烤，不要煮或炸，以便保留食物更多的营养价值，避免那些不好的反式脂肪。多吃些生食可以增强免疫力，并减少摄入烹饪过多食物中的多肽，多肽会被人体视为外来入侵物质，从而导致白细胞增多。

芽菜

自己种植芽菜可以获得最经济有效的营养补充。芽菜富含维生素、矿物质、蛋白质和大量的酶。芽菜不仅便宜，而且是比肉类更好的蛋白质来源。你只需要一些种子、一个盘子或罐子以及水。只需两天到一周时间，种子的营养成分就会增加上千倍。自己种一些芽菜吧。

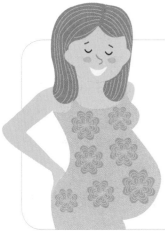

调整生物钟

生物学年龄和实际年龄不一定一致。运用上述营养方面的建议，你可以使脱氧核糖核酸（DNA）帮助自我修复。通过增加抗氧化剂的摄入并防止细胞受毒素侵害，你就可以对抗衰老并延长可生育年龄。你还能够通过禁食和排毒促进生长激素的分泌——这对抵抗衰老和提高性激素水平至关重要。

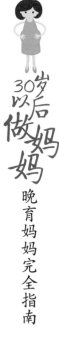

氧气、水和盐

除了合理饮食之外，充足的氧气和水对于健康也是极其重要的。我们中的很多人居住在污染的城市中，无法呼吸到新鲜空气，所以常常会缺氧。如果你住在城市，应经常去乡间或公园散步，做深呼吸并练习瑜伽、气功或者太极拳，以补充血液中的氧气。

脱水问题解决起来相对容易些，你只需要保证摄入足够量的水，也就是每天至少2升水。利尿的物质如红茶、咖啡、汽水或酒都会使身体脱水，所以你需要补充水分才行。脱水可导致细胞损伤、衰老加速和疾病。水对于卵泡的健康和子宫供血都很重要。我们很多人都脱水，但是却并没有意识到，这是因为嘴唇发干实际上是脱水的最后表现。伊朗的费尔顿·贝曼格利博士从1983年开始到他去世时的2004年，用大量强有力的证据证明，包括癌症在内的很多疾病都是由不自觉的脱水造成的，这在科学界引起很大反响，他提出的简易水疗法经济有效。如果想了解详情，还可以登录www.watercure.com查询。

饮水的最佳时间是进食前30分钟和进食后2小时，这样不会影响消化液。还有一个确保身体吸收水分的方法是加入少许天然盐（如美国的Real Salt）——但不是餐馆桌上或超市架子上放着的通过化学加工去除了所有矿物质的"白色毒药"。喜马拉雅水晶盐或者未加工的海盐中含有超过82种人体必需微量元素，而古代的术士们早就知道盐是我们这个星球的宝藏之一，它蕴藏在地球的大部分海川和山峦岩石中，也隐藏在我们人体的血液和细胞周围的液体中，我们的身体中实际上有70%~80%部分都含盐；子宫中羊水的含盐量和海水的浓度相似，换句话说，胎儿基本上出生前9个月都是在盐水中畅游的。

长期受益

如果彻底改变饮食习惯确有困难，你不妨慢慢开始、循序渐进。随着饮食更加健康，你会感受到自身的变化。不过，在饮食上过分挑剔没有必要也不健康。糖是最难放弃的添加剂，好在现在有很多替代品。试吃一下木糖醇、椰子和龙舌兰糖浆做甜味剂的蛋糕胚，你会惊叹它的味道棒极了。

要想孕育一个健康的宝宝，就得采取积极主动的生活方式。怀孕和生育会消耗你身体的能量，合理饮食会帮助你产后迅速恢复，这对大龄母亲和想继续生育的女性们来说更加重要，她们当然都希望自己一直健康下去。所有营养方面的建议都同样适用于你的伴侣，因为营养也影响男性的健康和生殖能力。

排毒

毒素过重

排毒似乎成了近年来的流行词，对于这些铺天盖地的潮流这次我们倒是可以相信一下。当下，我们都居住在充满毒素的环境里，不管多么小心也无法完全避免。我们饮食、呼吸、甚至皮肤都在接触毒素。搬到荒岛的竹屋里去住显然不现实，但我们可以通过食品、化妆品及日常用品等降低身体对毒素的吸收。

超级市场（也有人把它们叫作"麻木市场"）的货架上摆满了批量生产的加工食品。食用这些产品，会让我们摄入大量的化学防腐剂、添加剂、糖、激素、抗生素和其他导致不孕不育的有害物质。不过，你可以做到的是：① 选择购买有机全食；② 通过经常清洗肠胃来排毒（至少每年一到两次）。排毒是保持健康的非常好的方法，事实证明它还能够极大地促进生长激素，也就是抗衰素的分泌。

计划晚些要孩子的人都应该好好排毒，因为随着年龄增长毒素在体内堆积。到了 38 岁左右或 40 岁出头时，毒素可能会堵塞细胞，导致激素失衡，并且妨碍受孕。一次好的禁食能帮助排毒并改变酸性体质。即使那些容易受孕的人，在怀孕前几个月进行排毒也是个不错的做法。排毒可以清洁你的肠道、改善食物吸收能力，让你身体强壮，从而胜任怀孕、生育和哺乳。母亲体内的毒素和重金属会传给胎儿，所以强烈建议准妈妈们在怀孕前几个月进行一次断食。排毒能让你重新审视摄入体内的食物，也是对饮食习惯进行的一场革命。

因为西餐太多是高筋面粉、面包、汽水、肉类、奶制品和快餐，所以很多西方人的身体酸度都偏高。疾病往往产生于酸性体质环境中。排毒可以帮助酸碱中和，碱性体质还有助于优质宫颈黏液和精子的形成。

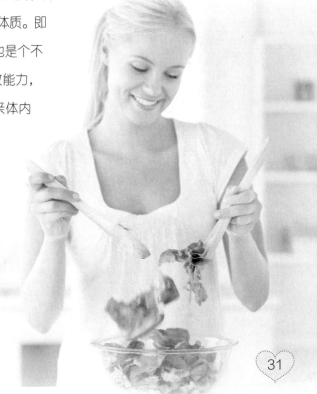

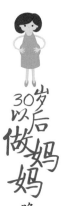

因为毒素积聚而产生的症状有头痛、呼吸不畅、过敏、经前综合征、疲劳、忧郁、易怒、腹胀、便秘和频繁的感染。毛发分析和运动机能学扫描能够确定你的毒素水平，从而给出相应的排毒建议。你还可以做个血液化验来测试过敏反应。

断食和排毒

排毒很简单，但如果你从没试过，那得先对此有所了解。你可以采用一天之中只喝各种果汁的禁食方法，可以是水果汁，也可以是蔬菜汁。这么做不仅能清洁你的身体系统，而且还有助你补充营养。如果你想不用灌肠的方法来清肠排毒，可以服用排毒保健品和中草药。它们中有些富含氧，能够使固结的体内废渣液化；还有一些含有洋车前子，能够吸收毒素。毒素通过大肠、肝脏、肾脏、皮肤和淋巴系统排出，所以像手工淋巴引流法这样的排毒方法也是不错的主意。以蔬菜为主的、非烹饪饮食法是断食最佳选择。如果你想进行更长久、更彻底的排毒，请咨询一下营养学家。世界上有很多断食、斋戒的好去处，你可以去那里度一个美妙的孕前假期。

一项有关排毒的研究表明，在使用了蔬菜汁加液体沸石营养品的排毒法一周后，有88%的试验者清除了体内全部的毒素和重金属。坚持到第二周的试验者则100%都清除了体内全部毒素和重金属。这项研究也证实了人体非凡的自我修复能力。

如果你已经怀孕，不要再排毒，因为排出的毒素会被输送到子宫。如果你担心体内毒素太多，那就多吃些蔬菜和水果，特别是在一天中的上半天，这样做能够让你身体里的毒素逐渐得到清理。排毒之后你的体内会没有了毒素，接下来要摄入的东西就会变得更加重要。

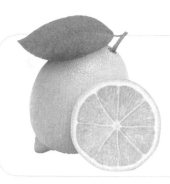

简单的肝脏排毒

早晨第一件事，先喝一杯热柠檬水，特别是那些爱喝咖啡的人。柠檬和橙汁能帮助身体恢复碱性平衡，还能中和酸性咖啡造成的不良影响。

避免毒素

人们往往乐意用辛苦挣来的血汗钱去聆听那些穿着时尚套装的人给你讲如何改掉不健康的饮食坏习惯。现在就让我给你一一列出这些内容吧，唯一的不同之处是我无法追踪你们的情况。把这个清单也拿给你的伴侣看看，因为对他也同样适用。

如果他需要更多证明，"他的生育能力"一节会给出更多答案。

减少使用下列东西

- **非有机肉类**　含有影响生殖系统的抗生素和激素。
- **非有机动物制品**　比如牛奶、奶酪和鸡蛋，含有抗生素和激素。
- **加工食品和肉制品**　含有化学防腐剂、糖和劣质盐。
- **低脂食品**　含有化学添加剂，营养价值较低。
- **低脂乳制品**　含有比全脂乳品更多的可溶性激素。
- **化学调味品**　如味精，谷氨酸单钠或者在大部分酱油中能见到的"鲜味增强剂"，在动物试验中被证实可导致不孕。
- **反式脂肪**　（为增加储藏时间添加的氢化脂肪，加在加工食用油中）每天少至 4g 反式脂肪，即一个面包圈或一盘薯条的含量——就可以使不孕风险加倍。
- **大豆食品**　含有类雌激素物质，少量经过发酵的大豆是有益的，比如味噌和豆豉。
- **阿斯巴甜**　无糖苏打水、口香糖和甜味剂中的人造甜味剂会在细胞中积聚，能对脱氧核糖核酸（DNA）造成损害。
- **软饮料**　每天喝 2 瓶或更多，会使排卵障碍导致不孕的概率增加 50%。
- **化妆品**　小心面霜中的防腐剂、指甲油中的甲醛和除臭剂中的铝，查看标签，尽量购买不含化学成分的产品。
- **汞合金补牙**　被证实会经常释放危险量的汞蒸汽，你可以用烤瓷牙替代。
- **药品**　如抗生素、抗抑郁药、抗组织胺药、抗疟疾药、抗病毒剂、解充血药、吸入剂、安眠药、止痛片和类固醇。

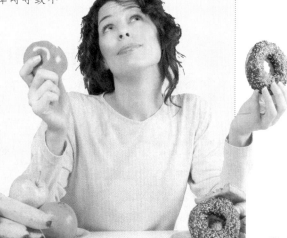

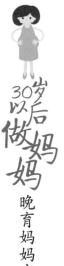

- **全氟化碳** （用于制作特氟隆、防水服、食品包装、室内装潢和杀虫剂的常见工业用化学品）影响生殖激素并且会在体内残留几十年。一项研究表明，普通人日常接触都会导致生育能力降低。
- **软塑料和玻璃纸** 含有能渗出的雌激素化学成分。千万不要喝放在车里晒热了的瓶装饮料。
- **铝** （平底锅、锡纸、壶）含有对身体有害的重金属。可换成玻璃、搪瓷、不锈钢和陶制的炊具。
- **未过滤的自来水** 含有净水剂和激素等化学制品。
- **家用洗涤剂和清洁用品** 很多含有烷基酚聚氧乙烯醚（APE），有的含类雌激素会导致精子数量下降。最好使用天然的替代品，如白酒醋、柠檬汁和小苏打。
- **三大恶习** 吸烟、酗酒和咖啡因（见下文叙述）。

你可能会问，为什么这些产品有害却还是合法的呢？原因是它们只通过了很少的几项政府检测，而且是不公开的检测，所以所谓"安全"只是一个相对的术语。消费者只有不去购买，才能让这些有害产品从货架上消失。

记住进食时要充分咀嚼不要吃得太快。在你感到压抑、伤心或生气时不要吃东西，因为那会产生更多的毒素。饮食过量也是导致毒素产生的原因，所以最好只吃八分饱。

小扁豆代替牛肉

哈佛大学曾做过一项包括 18 555 名护士的著名研究。该研究表明，摄入更多红肉的女人更易出现排卵问题而导致不孕。那种认为需要吃肉才能补充营养的想法是不对的。一份藜麦要比一份牛排所含的蛋白质多，一把芝麻或者一勺芝麻酱中的钙要优于一杯牛奶。人体的肠道很长，这一点不同于肉食动物。肉类在肠道内消化，而人体却不能分泌特殊的酶来中和肉中的尿酸。很多研究都表明，素食者和严格的素食主义者的体内酸碱度平衡，体内的毒素也比吃肉的人少得多。

吸烟

长大后，我们感觉吞云吐雾的样子很酷。影视作品中尽是些叼着烟骑马奔向落日的牛仔形象，还有走到哪儿都烟不离手的性感女人。但警告语最终还是印到了香烟盒上：吸烟有害健康。吸烟还可能导致不孕，会损害卵巢，还能使身体的自由基翻倍，并会增加铅、镉和其他添加剂的摄入，这些都对细胞有害。吸烟会夺去你体内的氧和抗氧化剂，这些物质与维生素 C 和硒一样都对生育能力至关重要。吸烟的女性即使卵子已经受精也不容易着床，流产率也更高。吸烟女性患不孕的比例是不吸烟者的两倍，甚至会造成绝经期提前。但是你一旦戒了烟，烟对生育能力的不利影响也会随即消失。

科学家们认为遗传物质的损伤是表观遗传的，也就是说遗传物质的表现会从一代传到下一代。所以，除了众所周知的吸烟危害，比如导致新生儿体重过轻、早产等，吸烟母亲其实也严重损害了她后代的遗传物质。母亲怀孕时吸烟生下的男性被发现精子数量甚至会减少 40%。

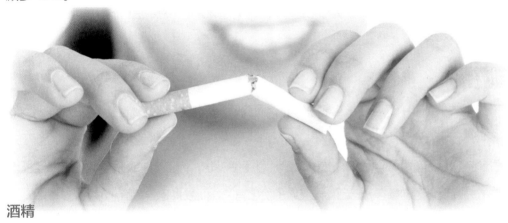

酒精

这是又一个让聚会变得扫兴的话题。酒精对于想要怀孕的女性来说是一大禁忌（对已经怀孕的女性也一样，后面会有叙述）。研究证明酒精会导致生育能力降低 50%，饮酒量越多，受孕机会就越小。将饮酒量控制在每周少于 5 个单位（也就是 5 小杯葡萄酒的量），会使受孕的机会翻倍。如果能直接戒酒那就更好了，酒精是造成细胞突变的重要原因之一。

研究表明，在排卵前一天对酒、烟、毒素的敏感度会增加 70%。也包括吸入二手烟，所以在这段时间里，应该尽量避开吸烟的环境。如果非要喝酒，那就来一小杯高品质的红酒，而且要多喝水。

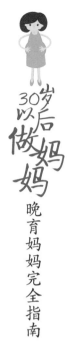

咖啡因

每天只喝一杯咖啡会使怀孕概率降低50％，饮用咖啡还会使流产概率增加。很多饮品中含咖啡因：从"拿铁"到浓缩的各种咖啡、英国传统的下午茶、可乐以及其他汽水、功能饮料。另外，巧克力中也有咖啡因。不过，据说生可可会改善生育能力。如果你从没有尝试过，不妨试一下。

如果你只喝了杯咖啡并无大碍，但是如果你在一天中喝了咖啡、茶、可乐，还吃了块巧克力，那你摄入的咖啡因就超出健康受孕所能承受的量了。

不想麻烦

这些改变看上去像是要付出巨大的牺牲才行。如果你生活中的压力很大，喜欢喝咖啡提神，也爱喝酒放松，那么改变你现有的习惯或许会很难。当今社会存在豪饮文化，喝酒要比喝果汁更入流。如果你从不参加不醉不归的聚会，那就很可能被视为另类。不过，现在是你要孕育下一代的特殊时期，想想孩子吧，难道今后你只想空对酒杯，而不想抱上自己梦想中的宝贝吗？

减压

如果关于毒素的这些话题让你很担心，而我只是劝你别担心，你会感觉好点吗？当然不会！人在紧张时最不想听到的就是"别紧张"这样的劝说。现在也一样，好多人都在对你说"放松点你就会怀孕了"。是的没错！可不幸的是，你的压力反而更大了。事实证明压力大会降低怀孕的概率，这与体内激素的变化有关，而激素是孕育胎儿的基础。

为什么压力对生育不利

股票经纪人都知道压力会产生肾上腺素，即一种急性应激反应激素。但是，对于一个23岁想要摆脱父母的人和一个40岁想要孩子的人来说，她们的做法肯定会有不同。肾上腺素对维持激素平衡不利，还会阻碍黄体酮的分泌，而黄体酮对受精卵在子宫内成功着床至关重要。精神压力还会扰乱对准备排卵和受孕发挥作用的脑垂体。压力下分泌的其他激素还包括皮质醇和催乳素。皮质醇对维护体内激素平衡非常重要，而催乳素会影响正常排卵。因此，减轻现代生活中的压力对调节怀孕所需的激素平衡很有益处。

科 学 依 据

一项针对 2 000 对不孕不育夫妻的研究表明，25% 的案例认为精神压力大是其主要原因。另一项对 3 年以上不孕的女性的研究发现，44% 的人在接受压力管理身心训练后的 6 个月内怀孕了。

解除压力

深吸气、数 10 下、慢慢呼气、数 10 下、再深吸气……重复！浅的、短促的、不规律的呼吸反映了我们正处于压力中（我们中大多数人比预想的压力大）。放松下来时，呼吸会变得平稳、深层和有规律。调整呼吸是控制压力最好的方法之一。你如果见过新生儿睡眠，就会惊叹他们的呼吸有多深多甜，而我们大多数成年人却失去了这种能力。

瑜伽、气功和冥想等方法现在广受欢迎，这些训练法都鼓励人们调整呼吸，回归到放空状态，并且能让肺部吸入充分的氧气。这也是为什么做完这些练习后你会感觉神清气爽、精力充沛。

快 速 减 压 练 习

静坐 5 分钟，想象自己将温暖的粉色光吸入腹部并使之流遍全身。

对抗压力的办法有很多种，最简单的就是休息。度假是让你忘却烦恼的好办法，但如果你刚刚度假放松回来马上又去重复那些让人崩溃的工作，也是无益的。不开心就不妨调整一下。你可以把工作分一些给别人、工作的时间减少点或争取每周在家里工作一两天。减少花在火车、公交车和汽车上以及空气不畅的办公室里的时间，这样你的生活质量就会大大提高。如果压力是因为独自在家照看孩子产生的，那么你不妨更务实些，可以找人整理卫生（如果你能负担得起），同其他妈妈交换带孩子也是个不错的办法，这些都可以让你得到些许放松。

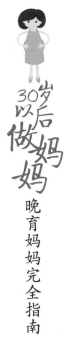

我的父亲常常说压力分为积极压力和消极压力。他现在 67 岁了，还在从事志愿服务工作，可能也不会很快退休。积极的压力是益于健康的，因为你在做自己喜欢的事情。而消极的压力却会让你生病，因为你不喜欢自己做的事情。消极压力是癌症的罪魁祸首。因此，问题的关键是你要对所做的事感觉良好，享受自己能胜任的部分，并且专注于此。如果这做不到的话，那你就该认真考虑一下换个工作或者给自己放个长假了。

在不忙的晚上或周末，去做你真正喜欢的事情吧。对自己好一点，即使是纵容自己边捧着一桶你最喜欢的冰激凌边看电视。滴点精油泡个澡，戴上耳机听听音乐，或者晚上拿本书早早上床休息。良好的睡眠对于精神健康尤为重要。尝试做些积极向上的事情，最好能融入大自然之中，这样你就会健康快乐而又充满活力。

空间清理

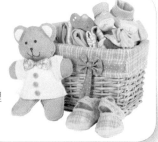

确保你的卧室没有污浊之气，否则会影响睡眠并阻碍生殖能量。要避免杂乱无章，从卧室里搬走电视、音响或电脑，使室内免受电磁污染。把你不需要或不喜欢的东西也拿走，根据自己的喜好整理房间，尽量给自己营造出一个既圣洁又安全的休息空间。

做做按摩和健身也很有必要，可以让你紧张的肌肉放松下来。按摩和健身可以触及身体深层，从而达到身心和谐。但如果因为经济原因不能去做，那你可以学学社区组织的免费按摩课，也可以和其他参与者一起相互交流按摩。

现在，你最大的压力可能就来自想要孩子这件事。特别是一旦比你希望受孕的时间长了，你的压力就会更大。催眠术疗法对治疗潜意识焦虑的效果特别好（参看"补充治疗"一节）。

对不孕妇女的研究显示，有 80% 的人在经过 20 周的减压心理治疗后恢复了排卵。简单的自我穴位按压，比如经络拍打和心绪释放术（EFT），能使被打乱的经络能量系统（也就是"气"）恢复平衡，从而加速心理康复。研究表明，这些方法能够减轻压力，并能逐步调节排卵过程（下节中会有详细介绍）。

为生育健身

我们的社会往往以貌取人，到处都在谈论好看、年轻和性感。健身文化浓厚，健身房已成了当今文化的重要组成部分。健身操、重量训练和跑步等体育项目的确会让你的肌肉紧实、耐力增加，身材看上去很棒，但是它们对你身体内部的作用却并不大。而瑜伽、太极、气功等则是旨在抚慰人体的内部脏器和安神的古典艺术，可以说是由表及里的运动。这些运动的强度也相对较小，是提高生育能力的更为理想的方式。这些锻炼可以一直贯穿你孕期的始终。

大部分人在生活中都太缺乏运动了，我们总是坐在办公桌前。让身体达到某种平衡很重要。研究证明，瑜伽、太极和气功都能促进血液向子宫和卵巢的循环，也可以增强内分泌和生殖系统。很多动作还能促使血液流向身体的骶骨区域，从而增加怀孕概率。在练习这些动作时，你可以想象有温暖的脉冲暖流涌入自己的性器官和子宫。

给你自己治疗

经络拍打和心绪释放术是能将封闭的情感和由困难或创伤造成的伤害排解掉的好方法。它们能让你感知到压力、能量失衡以及消极情绪的根源，也能使能量传遍全身并增强生育能力。你沿着身体经络进行拍打，思想集中在你想要化解的问题上。经络穴位和针灸用到的一样，很简单易学（可以从网上免费下载）。你还可以学做增强生育能力的按摩，轻柔地按摩自己的子宫和卵巢，促进淤血排出并加快新鲜的富氧血液流向这些器官。

自己做瑜伽时，你可以根据月经周期来改变训练方法（如果你上瑜伽课，则可以改变自己的训练目标）。在最初的一两周，你的锻炼重点是给身体补充营养，促使卵子健康成熟。你的注意力应该集中到排卵上，让自身能充分分泌宫颈液。在排卵期的前几天，你可以增加训练量以便更好地释放潜能。在你月经周期的最后阶段，着床了或者是月经来潮了，你要努力去感受自己的女性气息，敞开胸怀、勇于包容，也就是等待的力量。这时的你也需要更多的休息和营养。

集中精力

乐观思考

就像证明地球是圆的而不是平的一样，量子物理学对既成的可能进行了革命。我们现在知道万物都是运动的，从你正在阅读的书到你脚下的地面。量子物理学还证明了你就是你的思想，你的意识会影响周围的一切，也会引领你前进。所以，20世纪80年代所倡导的乐观思考其实并不遥远，你完全有能力实现自己的梦想。

根据吸引力法则，宇宙中以相同频率振动的万物会相互吸引。换句话说，物以类聚。这就意味着你的所思所想会进入你的生活，而身体的能量就会流向你所关注的地方。比如，如果你经常想"为什么我还怀不上孕"或者"人人都有孩子就是我没有"，说明你就在关注这个问题，而这种关注会引发更多问题，比如不孕和不育。这种现象类似雪球效应，比如在糟糕的日子里你会感觉祸不单行，事事都不顺心，或在一场争论中你会变得怒火不断飙升。

要想改变这种状况你就要避免消极的思想和能量模式。把那些诸如"我不配得到这个"的恶劣心态或感觉换成清新和愉悦的。多关注美好的事物，你的身体和细胞就会获得正能量。如果你能多这样想："时机成熟我肯定会怀孕"或"我会成为母亲的"，那你就更可能会梦想成真。一旦想法步入了积极乐观的轨道，那你的感觉和情绪也会随之改变。就像人们常说的："改变想法就会改变命运"。最后一点就是要在过程中学会降低期望值和信任度。如果你觉得这很难，那么学会冥想也很有用。

> 重复某事为真的论述会引发我们的神经关联，你会感觉自己就在经历这件真事，或者是在述说这件事实。
> ——戴维·汉密尔顿《精神如何治愈身体》

肯定和想象

思想是能长成现实的种子。如果你相信某种想法，那么身体也会跟着相信，因为身体的每个细胞都受到思想的影响。依据这个观点，你可以进行简单的身心暗示。肯定和积极的想象会给身体传递正能量，告诉身体自己很健康强壮，完全能胜任怀孕生子。肯定可以很简单，比如就像瑜伽中所说的"真我"，你也可以进行自我肯定，如"我是块能吸住美好事物的磁铁""释放自我很安全"等。你也可以试一下有关怀孕的积极表达，如"我的卵巢正在排出成熟卵子""相信时机一到我就会怀孕""我当上母亲不成问题"等。弄个小仪式也是表达自己心愿的不错办法，可以简单到点根蜡烛许个愿。

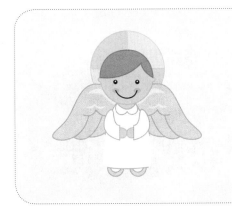

有个女人告诉我，我们应该许下一个旷世心愿。我们去了塞舌尔群岛度假，手拉手坐在星空下。我们办了个小仪式许下了心中最渴求的愿望：乞求一位宝宝降临到我们身边。我真的就在那天怀孕了。因为那天我还做了排卵测试，验证了这一切。

——梅希蒂尔德（43 岁生育宝宝）

　　想象的作用也是如此。你默默地重复着对自己的肯定，想象自己健康完美，想象体内有成熟的卵泡、丰满的子宫内膜、想象一颗受精卵正活力四射地沿着你的输卵管奔向前方。每天早晨在你起床之前，想象一下自己的腹中已经孕育了胎儿，一天中可以多次重复体验这种感觉。你也可以想象有一束白光从头顶自上而下照射到你的体内，每个器官都由此而被治愈。你还可以想象营养能量从脚下的大地升腾而起，进到你的体内，赋予你力量和生殖能力。藏传佛教徒的一个做法是想象自己把阳光吸入心中，并让它像在泥土中一样生根发芽。通过经常进行这样的冥想，你甚至可以"清除掉"受损细胞，还能治愈不良的细胞记忆。

接受现实

　　当你步入一个新的年龄段但还是无法怀孕时，你可能会很沮丧。请保持积极的心态吧，虽然这听上去有点像自我安慰。就当作是为了让自己更强壮而给自己身体的一次机会吧。举个例子，你或许想过 2 月若能怀孕最好，因为宝宝可以在 11 月初出世，到圣诞节时一切就都恢复平静了。但是这是一件我们无法精确谋划的事情，怀孕这事往往在该来时自然就来了。生命会以自己独特而又有趣的方式完美的存在。一旦你懂得了这个道理，就能更好地释放自己、乐于接纳，你就会多些包容、少些抗拒。

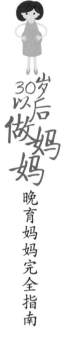

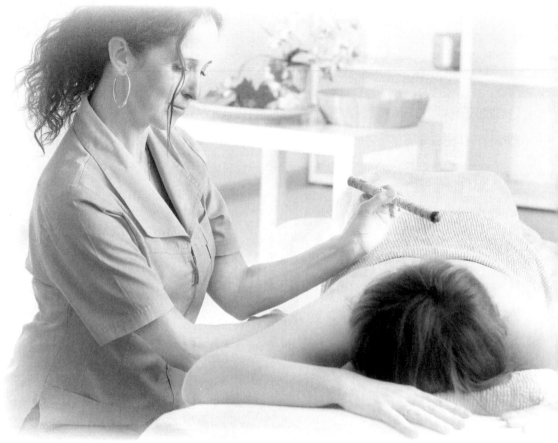

补充疗法

好的怀孕计划可以加上补充疗法。它除了能帮你放松外，还有助于身体的自我愈合。针灸和反射疗法能对能量系统发挥作用。针灸被认为有助于平衡激素和调整周期。催眠疗法对不明原因（可能与压力有关）的不孕不育治疗效果良好。本节只介绍几种疗法，其他如香薰疗法、顺势疗法、灵气疗法、振动治愈术、按摩等用来提高生育能力的方法也值得大家探讨。

针灸

针灸起源于东方，它至今仍在日常医疗保健中发挥着巨大作用。中国传统医学有约5 000 年的历史，中医把每一位病人都视为独立的宇宙体。传统中国医学和传统日本医学都认为疾病意味着身体失衡。健康取决于生命能量的和谐流动，被称为"气"。气沿着14 条主要的路线运行，叫做经络。刺激这些经络可以起到治疗的效果。食欲不佳、压力或者病毒都可以妨碍气的运行，从而导致疾病。

另一种方法是用电流来解释针灸是如何工作的。人体有点像一台小型发电机，一旦你能"插上电源"，就能发出整栋房屋所需要的电能。把你的身体想象成一个巨大的发电厂，而每个细胞都可用来发电。

> 未来的医生不再开药，而会让他的病人们更关注身体、饮食、疾病的起因和预防。
>
> ——托马斯·爱迪生

韦达养生学

韦达养生学来自印度，是基于吠陀经的精神教义，也有约 5 000 年的历史了。韦达养生学认为，每个人都是由宇宙中的五种基本元素通过不同的组合而成的，它们包括空间、空气、水、火和土。营养不良和压力会让你身体失衡，从而引发疾病。治疗则包括一系列的恢复过程，如净身和排毒、草药、冥想、按摩和其他生活方式的改变等，使身体、心理和精神恢复健康。

> 生理年龄和实际年龄不同，拥有健康的生活方式能让你的生理年龄保持年轻，哪怕你已经超过了 40 岁。
>
> ——哥瑞·莫莎博士

催眠疗法

催眠疗法有助于原因不明的不孕不育治疗。如果能把问题放得下，疗效就会好，因为身体和精神得到了深度的放松。催眠是自然诱导的，它把建议传递到你的潜意识中，也就是影响你如何思考、感知和选择。有时会通过深呼吸让你进行自我催眠，有时治疗师会引导你进入放松状态，潜意识因此被激活。治疗师还会和你交谈，查找困扰着你的问题所在，比如你跟母亲关系紧张、儿时的创伤或是过去的某种经历。在你潜意识中，可能存在对生育或者照顾婴儿的恐惧，这些都是成功怀孕的障碍。

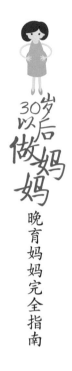

治疗的方法之一就是关注某个目标，比如怀孕这个目标。催眠疗法也可以转移你对某事的过度关注，这是一种解决严重精神障碍的简便方法。

反射疗法

即通过刺激脚上对应身体器官或部位的特定反射区进行治疗。反射疗法通过恢复身体平衡和减轻身体压力来治疗不孕问题。它还能有效地帮助那些遭受习惯性流产的妇女保胎。

为了他的生育能力

新的研究表明，生育能力正成为更多男性而不是女性的问题。但是，大多数妇科专家都只关注女性，是因为他们学的就叫女性生殖学。一个好的医师或生育专家应该对夫妻同查同治。

精子危机

环境毒素、合成水添加剂以及食物中的激素等都被视为导致男性精子退化的罪魁祸首。1940年，在大规模使用农药的工业化种植之前，男性平均每毫升精液中的精子的数量为1亿，现在，男性平均每毫升精液中的精子数只有6 000万。在美国，由于垃圾食品泛滥，从1982年到1992年男性精子数量平均下降了50%。西方世界少精男性的人数在过去10年翻了3倍，而且还在恶化。一项最近的研究令人震惊，年龄在18岁到25岁的男性中有20%的人每毫升精液中精子数量少于2 000万，属于严重少精异常，被定性为功能性不育。与前10年相比，患有精子活力下降的男性数量也增多了，从21%升高至43%，几乎占到了所有男性的一半。

新的研究表明，精子质量会随着年龄增长而下降。研究发现，在12 000对在法国巴黎治疗生殖问题的夫妇中，不管女性自己年龄多大，如果配偶达到或超过了35岁，则流产率会高出许多。胚胎学家把流产归咎于精子的基因缺陷，它会随着年龄增加而概率增加。如果脱氧核糖核酸损伤太多，身体的自然修复机能就会不堪重负。严重脱氧核糖核酸损伤的胚胎会自动流产。还有研究表明，如果男方年龄偏大，新生儿的出生缺陷率也会略高。

由此可见，世界性的生育能力危机既影响着年轻人，也影响着年纪大一些的人。不过，有很多办法是可以改善精子的质量的。合理饮食，减少酒精、咖啡、香烟和药物的摄入都可以使精子更健康。记住，新的精子每100天才能产生，所以男士需要在女性怀孕前3个月就改掉坏习惯。

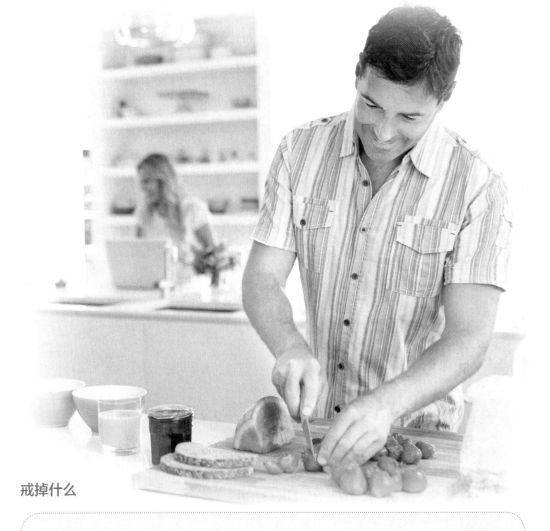

戒掉什么

● **吸烟** 导致精子数减少、活力不足、异常精子数增多。吸烟会抑制锌的吸收，这可是对男性生育功能至关重要的矿物质。吸烟也会耗尽维生素的抗氧化功能，导致细胞的脱氧核糖核酸损伤。父亲吸烟被证明会使儿童癌症的发病率增加高达 70%。

● **饮酒** 会导致精子数量和活力降低，增加异常精子数。还能阻止锌的吸收，影响睾酮的产生。研究发现，80% 的酗酒者会有生育问题，因为酒精是一种损害睾丸的毒素。周末豪饮会在两个星期后才影响精子，可是如果能戒酒，3 个月后精子恢复正常。

● **咖啡** 戒除或减少咖啡摄入。研究表明，精子问题会随每日饮用咖啡杯数的增加而增加。咖啡、红茶和酒还会使身体脱水。水合作用非常重要，它能给精子的游动创造良好的环境。咖啡摄入过多会导致精子不活跃。

● **合成代谢类固醇** 避开一切合成代谢类固醇，它们会扰乱身体内的激素平衡。

● **压力** 精神压力会对人有负面影响。研究表明，在碰到家人离世或分别一类的压力时，会引起暂时性精子畸形。不过一旦压力消失，精子就会恢复正常。

● **紧身内裤** 穿紧身内裤和泡热水澡也会影响精子质量。

● **手机** 手机辐射也被认为能造成男性不育，因此不要把手机放在裤兜里，可能时应尽量关机。

● **有毒物质** 水溶性颜料、脱漆剂和乙二醇醚会导致精子异常。有些男性经常接触这些物质，如建筑工人和装修人员等，他们被发现患上生育问题的可能性是普通人的2.5倍。非有机食品中的农药和激素对精子和睾丸都有害。"排毒"一节中的指导方案同样适用于男性。

该吃些什么

要食用新鲜的全食而不是精炼的加工食品。遵循在"有助生育能力的食物"一节中的所有建议。为了生成优良强壮的精子，男性需要充足的维生素 B、C、E 及微量元素硒和锌。锌与精子的关系密切，是精子外层和尾部生长所必需的。如果只能选一种精子营养素，那就是锌。

此外，男性还应摄取氨基酸精氨酸，这种物质出现在精子的头部。可以在早餐中多食用坚果、燕麦并加上一勺蜜蜂花粉。

宝宝会从父亲身上继承 50% 的脱氧核糖核酸。如果你能鼓励老公和你一起努力，你们就能很好地分担责任，这种分担在宝宝出生后会更需要。

怀孕传奇

这是关于卵子艾琳和精子塞巴斯蒂安的一个小故事。

当艾琳，也就是我们故事中的卵子出生时，有200万个和她类似的同胞。她是那些能够发育成熟的极少数之一。每个月，她的姐妹中会有一个从卵泡中被放出来，直到有一天艾琳也成熟了。她花了90天的时间做好排卵准备，然后进入输卵管。她知道自己只有24个小时，所以开始发射信号吸引自己的如意郎君。

塞巴斯蒂安是我们的精子。当他和3亿个兄弟一同进入阴道时他只有6周大。塞巴斯蒂安以最快的速度向前游，和其他100万个精子兄弟抵达子宫颈。他的命中佳人发出的信号和气味如此强烈，以至于他在半小时内就冲到了输卵管。这段距离虽然只有17cm，但却是他自己身高的2 000倍，相当于一个人跑了大约3km。不过，还有200个像他一样的追求者也做到了。作为奖励，他们的头部都被输卵管中液体所含的特殊酶强化了。

塞巴斯蒂安等了一会儿，或许是一天。突然，他见到她姗姗而来，她身上遮盖着厚厚的、柔软的叫作透明带的保护外套，是那么不可抗拒。他极度活跃地游动起来，艾琳也发现了他并把他拉近自己。塞巴斯蒂安的弟兄们都被她厚厚的皮肤弹了回去，但是塞巴斯蒂安非常健康有力，他透过一条自己挖掘的小小的隧道穿了进去。

艾琳马上产生了巨大的化学变化：她的细胞膜将其他所有的精子都拒之门外，并将她的一半染色体（46条中的23条）捆绑起来扔了出去。在牢牢地植入了她的体内后，塞巴斯蒂安就甩掉了尾巴休息起来。几个小时后，他变了模样：脑袋增大了，并准备把自己的23条基因和艾琳剩余的23条染色体在她的细胞核中融为一体。他们之间的细胞膜溶解了，染色体数量变为了46条。他们正在创造一个新的有机体，而这也将成为以后成人体内10万亿个细胞的蓝本。奇迹真的发生了。

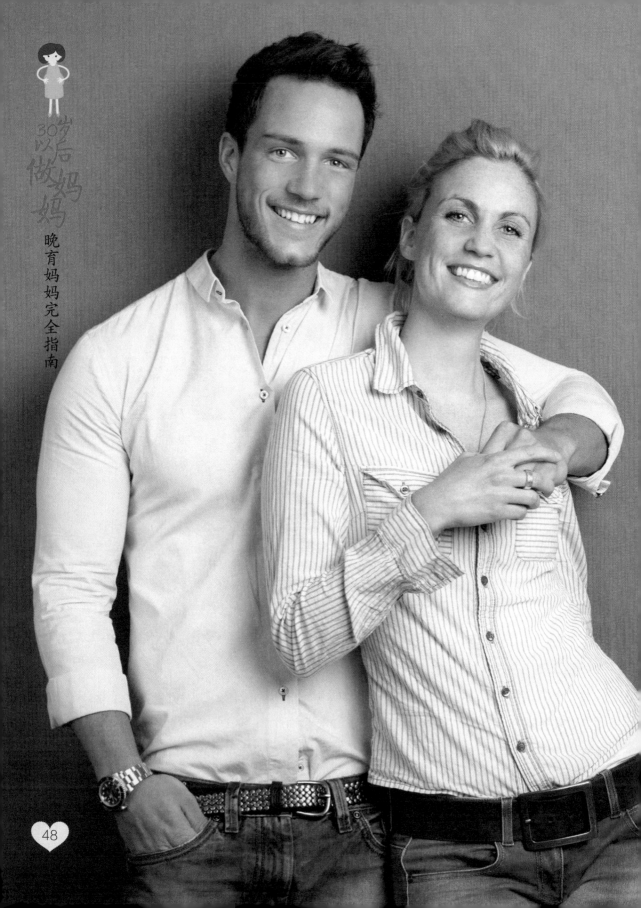

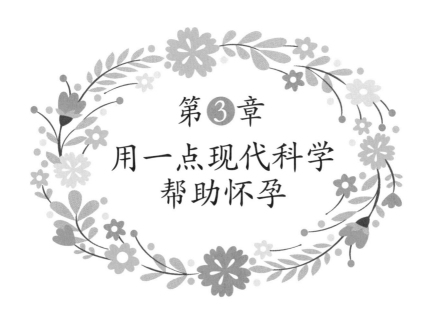

第❸章
用一点现代科学
帮助怀孕

我们为什么无法怀孕

恐慌驿站

如果你习惯了通过努力、坚持和纯粹的努力工作去获得生命中想要的东西，那么无法成功怀孕会让你感觉被自己的身体背叛了。但是在恐慌和给试管婴儿诊所挂电话之前，你还有很多可以探索的选择。

众所周知，不孕不育在英国困扰着 1/6 的夫妻，而最近的研究表明这一数字会上升到 25%。在美国，超过 35 岁的女性中有 1/3 被认为有生育问题。统计表明，一般夫妻需要大约 8 个月才能自然怀孕。或者，换种说法：80% 的女性在一年之中怀孕。通常情况，如果一年或两年还没成功怀孕的话就会被告知该检查一下了。可是，超过 35 岁的妇女会意识到这个压力不仅来自自己还来自周围。我的一位 39 岁的朋友，她的医生告诉她如果不能在 3 个月内自然怀孕的话，她就得使用生育药物。这种荒唐的建议，包括相当严重的药物滥用，是想生育子女却得不到正确帮助的又一个例子。试管婴儿治疗如雨后春笋，以致很多夫妻在根本不需要时就被引向了昂贵的医疗治疗。一个熟人自信地告诉我，她的大多数朋友都在进行试管婴儿治疗，她也做了第一次预约。问了几个问题后，我发现这位女士压根就不知道她的生理周期，更不知道如何提高她怀孕的几率。

生育能力低下有很多原因，男女差不多各占一半。有时不止会有一个问题：比如你可能患有子宫内膜异位，而你的伴侣可能精子量少。其他原因可能是阴道感染，比如念珠菌，激素失衡或者卵巢囊肿。造成不孕的原因，有近 1/3 是"无法解释的"，这也意味着医生无法采取任何具体的医疗措施。这一点上你需要做进一步的答案探究，可能会与你的生活方式、营养不良、情绪或心理因素有关。

没有人会比你自己更在乎你的生育能力，所以请避免把这个责任拱手让给医生或者医院。你可以在书中找到很多答案，这一点也不麻烦。只要夫妻双方都努力做到更健康更好，当你的身体一切就绪时，怀上宝宝的时机就会成熟。另外别忘了怀孕所需的思想和精神方面的准备，保持平静和平衡的心态会使你更易于受孕。

正确诊断

首先你需要检查自己的生活方式是否会阻止怀孕或造成流产。你有足够的性生活吗？你为了提神会喝很多咖啡，为了放松会喝酒吗？你缺水吗？你们两人中有人豪饮吗？你的生活依赖汽水或减肥饮料吗？你会抓着食物忙碌不停吗？细微的改变经常会产生巨大的不同，所以请遵循第 2 章中的所有建议。

做个头发分析，测试一下毒素和缺陷，然后接下去进行相应的排毒。你可以同时做个能导致不孕不育的性传播疾病或者其他医学问题的检查。如果做完这些还是状况不明，那就有必要去找一个专业人士，可以是专业医师、生育问题专家或者是补充疗法的专科医生。

好的专科医生会检查男女双方的生育能力问题。他们会查找可能存在的医学原因，也会去查找诸如饮食、生活方式、工作和运动等因素。如果怀孕失败是因为医学方面的原因，那就找出解决的方法。药物有副作用，外科手术需要花时间恢复，还可能产生并发症，所以最后可能成了更漫长的过程。简单的方法是别因为最初的表现而倍感压力，帮助自身自愈是成功怀孕更坚实的基础。

曾经有人说我永远不会有孩子，因为我 17 岁时的一次枪击给我的身体和内脏造成了巨大的破坏。但是我生了一个女儿，她现在已经 33 岁了。我想说诊断是要听但是不要相信预断。专注各个方面，做到健康、精力充沛和强壮，而不要只关注问题。

——丹尼丝·林（作家和精神导师）

在很多情况下西药可能有效，但是它的缺点是它试图采用一刀切的方式。如果你找的普通执业医生或专业医师采用综合方法——结合西药和辅助药物，那你就会找到根据你的个人需求和特殊情形量身打造的解决方案。最成功的生育专家都会建议先尝试补充性治疗途径，或者如果真的需要，把它和医学治疗相结合。这种综合方法是未来医疗保健发展的方向。

> 我见到很多妇女受到来自医学界的当头棒击。随着年龄增长，你的焦虑水平也会增高，因为所有的统计数据和压力都让大龄妇女烦恼不堪。但是你自己可以做很多事情来增强生育能力。恰当的饮食会改善卵子生长的环境，而吸烟和饮酒会损害身体的每一个细胞。你也可以帮助体内环境的改善，针灸能促进血液流通，使营养输送到卵巢。心态也要有所改变。女人需要感觉到帮助并且有一个良好的行动计划。
>
> ——思蒂·韦斯特（生育专家）

全面关怀可以使你在身体上和精神上做好怀孕的准备。现在大量研究表明，针灸会改善生育能力，因为它能平衡生育激素并有助增强血液循环，这对滋养和维持受精卵至关重要。如果有妨碍怀孕的心理问题，那么事实证明，催眠疗法和家庭疗法都很成功。

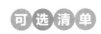

可选清单

- 饮食和生活方式调整
- 补充性疗法课程
- 药物疗法，比如改善生育能力的药物
- 生殖外科手术
- 辅助概念，比如试管婴儿

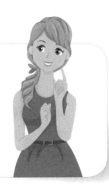

错误的希望

还有一个为什么我会坚持先尝试各自可能性的原因是，根据统计，随着年龄的增加通过生育治疗而成功的比率大幅下降。现在 40 ~ 42 岁妇女通过试管婴儿而实现了所谓"把宝宝带回家"的比例是 10% 左右，在有些诊所中这一比例甚至低于 2%。医生说这是因为卵子质量下降了。但是更多情况却是没有人正确地告诉那些夫妻，他们该做什么才能改善试管婴儿治疗的结果。

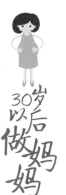
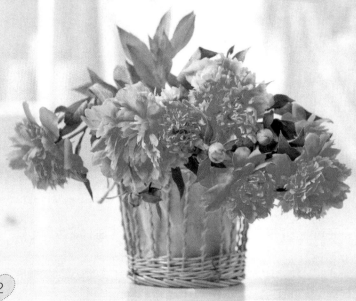

我们花了一大笔钱做试管婴儿，因为诊所说如果指望我丈夫的精子我永远也不可能自然怀孕。但是试管婴儿治疗最终失败了，那些药物让我恶心厌倦，我对怀孕几近绝望，对这种所谓一条龙疗法的幻想也彻底破灭了。从那以后，我们反倒静下心来不着急了。丈夫戒了烟，2个月后我居然自然怀上了。总之，我感觉试管婴儿就是为了挣钱，千万别让他们把你忽悠进去。

——玛尔塔（43 岁生宝宝）

英国很多生育诊所拒绝给超过 42 岁的妇女做试管婴儿，因为他们说婴儿能安全出生的概率太低。诊所都希望在成功率排行榜中高居榜首，所以把大龄病人排除在外。这也意味着大龄妇女的试管婴儿成功率并未提高。很多妇女都是在经历了漫长的被认定为"生育能力低下"之后，才把试管婴儿当作最后一根稻草的。

一项研究表明，有过不孕不育历史的夫妻在接受了包括改变饮食和生活方式的孕前保健项目后有 80% 自然怀孕。这个成功率比最好的试管婴儿诊所的还高 4 倍。

接受检查

作为英国公民，你可以按照英国国家医疗服务系统在你的医生诊疗室或者性健康诊所里进行基本的生育能力检查。如果超过 35 岁，则意味着你有资格直接看专家门诊。他们会询问你的病史，还会进行身体检查，可能还要进行涂片检查并做扫描分析。通过尿液和血液样本检查衣原体或其他性传播疾病。这些疾病可以隐藏很多年，也是造成不孕不育的主要原因。血液检查还包括风疹（又名德国麻疹）和激素状况。你的配偶（或者指定的精子捐赠者）也将进行相同检测，他需要提供一份精液样本来测试异常情况。在英国国家医疗服务系统中涵盖所有这些检测是有道理的，因为私人诊所更有可能让你直接进入试管婴儿治疗的套路。

你也可以独立地进行其他测试，比如我前面提到的头发分析，它会告诉你缺少何种维生素和矿物质以及重金属超标。简单的激素测试需要口腔中的唾液样本检测雌激素和黄体酮水平，并指出排卵或黄体酮水平问题。

一切关乎卵子

有些诊所会提供卵子储存测试，可是除了大肆宣传，这项测试的确不可靠。它所做的只是在你的月经周期第三天衡量促卵泡激素的基础水平，从而可以推断出你离绝经有多远。它不会准确地告诉你还剩余多少卵子，只会给你一个概念，也就是看看你的所谓的"卵巢储备"对你的年龄来说是否处在平均水平。因此结果并不具有特别的说服力，除非你跟正常水平相差很多。这项测试也无法说明你剩余卵子的质量。比方说，卵子储备数量少但是质量好，因此你怀孕的概率一样会相当乐观。

> 研究者将成年老鼠的干细胞取出并植入不育老鼠的卵巢内，然后它们形成了新的卵子，老鼠生下了健康的幼崽。这个非凡的发现对女性生来就具有固定的卵母细胞数量的说法提出了挑战，指出大龄卵巢具有产生新卵子的潜力。

卵子冷冻最近受到广泛关注，因为很多宝宝通过使用冰冻卵子成功出生，而不是像在试管婴儿治疗中使用冰冻胚胎。因为这项技术仍然较新并且尚在试验，它的确不适于作为今天大龄妈妈的选择。不过，作为玻璃化冷冻技术的改进，它确实意味着年轻的单身女性可以

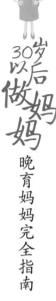

进行卵子冷冻，以备 10 年甚至 20 年后之需。由此导致的结果是，大龄母亲的数量一定会持续增长。

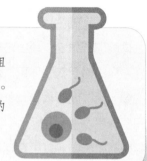

美国的一项关于试管婴儿的研究对比了两组供卵者（一组 21～30 岁，另一组 31～40 岁），结果发现两组的怀孕成功率相似。由此可见，我们是否该质疑生育能力会随着年龄增加而下降的观念呢？或许我们该想想"大龄女人的卵子也不错"了吧？

选择诊所

英国国家医疗服务系统包括了某些生育能力治疗的费用，比如试管婴儿，尽管现在如果你超过 39 岁需要作为自费病人自己筹款治疗。私人生育诊所自己定价，而且包括的项目在不同诊所也有不同。有些诊所提供所谓的"打包治疗"，其中包括基本咨询、扫描、检查和治疗环节。寻求个性化的、花费多的治疗方案会让你对最终预计支付的费用有更清晰的认识。改善生育能力的药品通常会额外收费，通常都很贵。有些诊所会迎合特殊的治疗要求或年龄群，所以找一家适合你的。如果你在治疗的任何阶段感觉诊所对你做得不公道，那么你就应该去别的地方。

人工授精和胚胎学管理局管理英国的诊所，所以如果你选择去国外治疗生育问题，你该知道诊所需要遵循不同的业务规范。欧盟关于人体组织和细胞的指令还列出了质量和安全标准，但并不是欧盟所有国家都实施这一法案。

在任何一家英国生育诊所里，你和你的配偶都需要签署同意使用你们的精子、卵子和胚胎的表格。很多诊所都提供免费咨询而且也有必要咨询，因为等待和希望可能会耗费体力、精力和情感。

同舟共济

生育能力低下可能成为两人关系的绊脚石。例如，如果你戒了酒而你的配偶却没有，那你就会很难对他耐心相待。保持沟通，尽量不要相互指责。女人通常喜欢说起怀孕的事情，说到超出男人忍受的极限，男人只喜欢把事情说一遍或者两遍。别害怕，作为伴侣对此交流理解从而得到帮助，也别忘了你的幽默感，有些关于生育治疗的概念很抽象且用于临床，所以你们最好能在一起就此开开玩笑。

药物治疗

为了健康排卵每个月需要生产并排出一个卵子。所谓的"排卵功能紊乱"可能是激素失衡、输卵管阻塞、子宫肌瘤或卵巢囊肿的结果。你可能会因此经历不规律或痛苦的时期。大多数妇女并非只在每个单独周期中排卵，看上去好像当我们接近绝经期时，我们的排卵会减少。话虽如此，有些理论却认为当女性年龄变大时她们反而会排卵更多，因为身体为了生育会做最后一搏。

药物治疗的第一步是用生育药品，比如氯米芬能引发卵子的成熟。大多数激素药物是口服的。也有治疗周期的药物，用以调节月经周期，这些药物大多是注射的。最大的弊端是，像很多药物一样，可能会产生副作用。潮热、头痛、心绪不宁和恶心都是一些常见的抱怨诱因。而且氯米芬用以促排卵会使子宫内膜变薄，导致受精卵着床更加困难。因此不适用于被针灸医生诊断为血虚或阴虚的妇女。其他服用生育药品的风险有卵巢过度刺激综合征、宫外孕和多胞胎。

接受试管婴儿治疗的妇女会进行一系列的生育药物治疗，目的是强力刺激卵巢以产生更多要收集的卵子。

是否采取药物治疗取决于问题的严重程度，有很多卵巢功能紊乱也可以用补充性疗法，只是需要经过 3 个月以上的定期治疗才能看到结果。

生殖外科手术

输卵管阻塞、卵巢囊肿、子宫肌瘤或者子宫内膜异位等更严重的病例可以通过小切口手术或微创手术来治疗，也就是通常所说的腹腔镜手术或内窥镜手术。手术通过肚脐上和接近阴毛线部位的小切口进行。一架微型摄像机传回影像，然后在电视监控器上放大从而帮助手术进行。做这个手术，通常需要全身麻醉。有时进行常规手术，需要一个长 10cm 的比基尼切口。

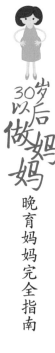
生殖外科手术也会用于因早期输精管切除而无法输送精子的男性。绝育手术有时能逆转，若不能，精子也可以通过手术得到，用于辅助生育的治疗。

这些治疗的风险很小，但是，就像任何手术一样，会有常见的不利因素，比如你对麻醉的反应以及康复时间。记住你术后需要时间补血，所以这也是需要你在开始准备怀孕前需要考虑的事情。

囊肿和肌瘤可以受到监控，但是它们常常在没有医疗干预的情况下就消失了。我曾被诊断在左边卵巢上有一个2.5cm的囊肿。医生说我们应该在几个月内再检查，但是像那么大小的囊肿我可能需要动手术才能除掉。我去排毒、做了几个疗程的针灸和吐纳，并在冥想时把光照到那个部位。我还想象健康的卵巢并由衷地相信我没有囊肿。上次扫描，也就是4个月之后，显示囊肿已经没了。

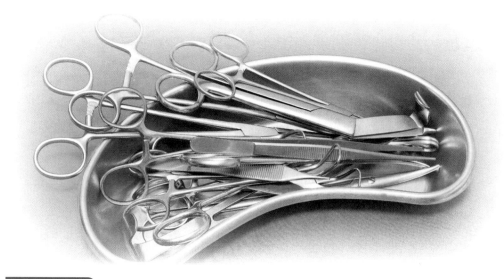

人工授精

人工授精包括在实验室中"洗涤"精液以便分离出移动迅速与移动缓慢或不动的精子。然后通过一根小的导管，在排卵期将移动迅速的精子注入女性的子宫。也可以用捐献者的精子进行操作。整个过程时仅几分钟，除了可能像月经期一样的腹痛，通常不太痛。

人工授精的治疗对象通常包括那些患有轻度精液分析异常或者希望使用捐献者精子的夫妻，而且人工授精经常用在有无法解释的不孕或者有排卵问题的情况。如果人工授精不成功，那么经常会建议使用试管婴儿。

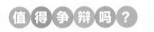

精子捐献者

在英国，所有经过人工授精与胚胎学管理局批准的精子捐献者都要接受面试、疾病筛查。捐献者的花费和收入损失会得到回报，但是财政补偿很少。人工授精与胚胎学管理局说，2/3 的精子捐献者都超过 30 岁，41% 的人已经有了孩子。在英国，捐献者不对使用捐赠孕育的孩子负法律责任或拥有权利，但是孩子可以在她 18 岁时查找出谁是捐赠者。网络精子公司如果没有人工授精与胚胎学管理局签发的执照就获取或分配精子将被视为刑事犯罪。海外的做法有所不同，所以如果你选择这个方法，那就有必要查清诊所的审查及招聘过程。

我走进生育诊所本想冰冻我的卵子，出来时我却拿着一份使用捐助者精子的试管婴儿计划。他们告诉我，从字面上说，这是我最后一个卵泡。给我信心的是当年非常年轻的接待员说，"我同事和我决定不用任何我们不想要的捐赠，而是选用我们自己的。"

——凯伦（42 岁生双胞胎）

配子移入输卵管技术

配子移入输卵管技术是一个半介入过程，卵子被取出，与男性精液混合，并通过导管插入输卵管中。较新的技术使受精在女性体内进行，所以受孕过程更接近于自然受孕。只有最健康的卵子和精子才能被选出来，因此增加了怀孕的概率。输卵管需要通畅健康才能使受精过程得以进行。卵子通过小切口手术从卵巢中取出，这包括了肚脐处的一个 5mm 切口。配子移入输卵管技术的需求不多，只有几个英国的诊所有执照能提供此技术。它通常提供给那些做试管婴儿失败了的病人。

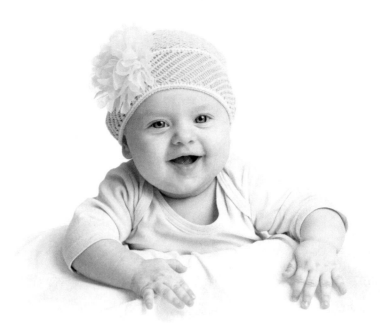

试管婴儿

就不孕治疗的发展而言，1978年在英国奥尔德姆市，第一个所谓"试管婴儿"路易斯·布朗的诞生，标志着试管婴儿为辅助怀孕开启了一个美好新世界。从那天起，试管婴儿已经成为一项常规方法，但是很贵。很多人还是需要自费治疗，每一轮的花费都比较昂贵。

对于很多曾有不孕不育经历的男女来说，试管婴儿是他们拥有自己基因孩子的一个机会。它意味着胎儿在母亲的子宫中成长并被自然分娩。它也使得同性恋夫妇能够拥有孩子，单身女性也可以使用捐献者的精子当上妈妈。

试管婴儿的字面意思是在"玻璃管中"受精。不同诊所的治疗方法会有不同，但是典型的过程会包括以下步骤：

1. 通过每日注射或喷鼻剂抑制你的月度激素周期。

2. 通过2～4周使用生育激素或促卵泡激素来提高你的供卵水平。促卵泡激素使你产生的卵子数量增加，因此诊所可以使多个卵子受精，从而会有更多可使用胚胎的选择。

3. 使用超声波扫描和血液测试监控你的进展。在卵子被收集前的34～38小时，你会接受激素注射以促卵子成熟。

4. 通过超声波和一根针管从每个卵巢中收集卵子。会给你服用镇静剂，但是在过程结束后会发生痉挛和阴道流血。

5. 实验室里培养皿中卵子同精子混合 16 ~ 20 小时，那些受精的胚胎会在实验室的培养箱中长几天。

6. 最好的一个或两个胚胎被选取出来转移到小于 40 岁的妇女体内。如果你超过40 岁，最多可以用 3 个。好的剩余的胚胎可以冷冻起来以备未来之需。有些诊所还提供折扣价的试管婴儿治疗，如果你捐献卵子给其他人（卵子共享）。

7. 然后你就得等待……如果胚胎在你的子宫中着床并且继续生长，那很快怀孕症状就开始出现。在移植两周之后，你可以做一个妊娠测试。

提高你的试管婴儿成功概率

准备

做好试管婴儿的准备是应严肃对待的事情。如果你在身体上、心理上和精神上都已经准备充分的话，它可以大大增加你的怀孕几率。理想地说，你应该遵循第 2 章中提到的饮食和生活方式建议，这包括戒烟和戒酒。记住，试管婴儿不可能改善你的卵子质量，只有你自己才能够做到。多吃绿色蔬菜护肝，并保证摄取充足的基本脂肪酸（通过鱼油、亚麻/大麻子油或者每日补充脑黄金）。你还需要增加摄入维生素 C、维生素 E 和硒，因为这些抗氧化剂会帮助中和那些肝脏在处理试管婴儿治疗药物毒素时产生的自由基。你可以喝蒲公英茶来解除肝脏充血，并且每天一早先喝一杯用热水冲泡的榨汁柠檬水。你还需要事先增强血液供给，这对抗衡药物影响和增强子宫内膜非常重要。喝荨麻茶补血，多吃高铁食物比如甜菜根、菠菜、燕麦片、扁豆、四季豆和西洋菜。零食可以吃瓜子、头天晚上用水泡过的杏仁、无花果、枣和葡萄干，每天用球藻粉给自己做绿色果汁，也可以用螺旋藻替代。如果你能做到，戒掉红茶，因为其中的单宁酸会妨碍矿物质的吸收。试管婴儿诊所会鼓励你多喝牛奶补充蛋白质，但是现在很多人无法接受乳糖。你可以尝试发酵形式的牛奶，比如酸奶或者吃更多芽菜和藜麦。

已经证实压力对试管婴儿治疗会适得其反，一项研究表明，因为错过工作、金钱或医疗干预而产生忧虑会使试管婴儿的成功率下降30%。治疗过程很冷酷、很机械化，所以加入一些人性化的东西很重要。在心理精神层面，以下这些做法就很好，比如通过冥想、休息并把注意力集中到给胚胎营造一个温暖的孕育之家。

治疗过程中

试管婴儿治疗术是一种小手术，所以在取卵之后你需要帮助身体很好地康复，以便为接受和养育胚胎做准备。在试管婴儿治疗开始的前一天服用顺式治疗药山金车，维生素C、维生素E和锌也会帮助伤口愈合。比平时要休息得更好，喝水要更多。如果可能，你可以在胚胎移植时请几天假，早晨睡睡懒觉，晚上早早休息。锻炼要柔和，不要做高强度体育活动。但是还是要坚持步行、做瑜伽、太极或气功。任何时候保持腹部和子宫温暖都很重要，为的是使胚胎能够顺利着床。所以，如果天冷就再加衣服保护腰腹部，睡觉时可用热水袋。

至于心理精神方面，与胚胎"沟通"可以起到决定性的作用。试管婴儿的母亲比自然怀孕的妇女要承受更多压力。如果自然受孕，一旦抵达子宫，新的胚胎会通过释放激素来通知妈妈自己的到来。在试管婴儿治疗中，受精的胚胎相当突然地被移植到子宫。如果你能先在思想上为你的胚胎准备好一个家，并想象移植后你们的细胞长到了一起，那会很有帮助。把爱和温暖带给你的胚胎从而转化成能量，这样的"对话"会很微妙，只要有一个意愿就足够了。要善于接受、欢迎和养育这个脆弱的并可能会长成你的小孩的"生命形式"。使子宫与心相连，并练习着对自己和周围的事物给予关爱。

> 试管婴儿最主要的问题是着床。很多妇女到达了胚胎移植阶段而且胚胎也还不错，但是她的身体就是没能受孕。如果这个问题能够解决，那么出生成活率会提高很多。
> ——麦格迪·阿萨德博士（伦敦生殖中心主任，顶尖医学管理人士）

> 除了放松之外，一个疗程的针灸、反射疗法、按摩或催眠疗法对试管婴儿治疗也很有帮助。辅助疗法可以帮助身体准备、排毒、平衡，促进早期卵泡生长并使子宫内膜增强，帮助着床并维持妊娠。

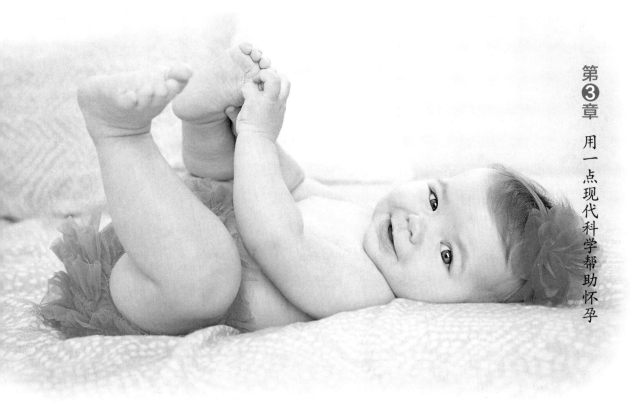

送给他

如果你的伴侣也能遵循第 2 章中的建议改善他的精子，那么你就有更好的机会使试管婴儿治疗成功。这意味着治疗前 3 个月必须戒烟戒酒，并改善饮食。他的脱氧核糖核酸受损越多，获得健康胚胎的概率就越低，而且流产的风险也越高。

在治疗期间，你的伴侣可以通过帮助你保持镇静和休息来支持你。他也可以"欢迎"未来的孩子，花时间把他的手放到你的子宫上方给予温暖和保护。试管婴儿治疗过程对于男方来说通常很简单，要求你的伴侣给出一份新鲜的精子样本，然后拿去洗涤并高速旋转从而筛选出最活跃的精子。若是捐赠的精子，从冷冻储存器拿出来以同样的方式准备。

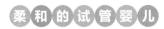

柔 和 的 试 管 婴 儿

现在通过使用"柔和的"试管婴儿治疗法，使减少药物治疗的影响变成可能。这种方法使用最小剂量的药物或完全不使用药物。两种选择都非常便宜，而且对女性身体的破坏性也较小。荷兰的一项研究甚至表明这种治疗法成功率更高，专家们相信大龄妇女在她的卵巢没有被过度刺激的情况下会有更好的反应。

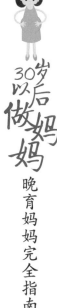
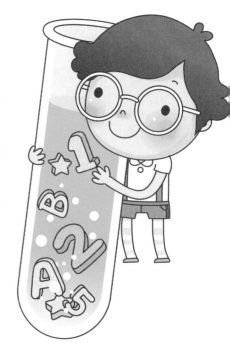

试管婴儿的扩展

体外成熟法是一项技术，把还未成熟的卵子从卵巢中取出并送到实验室中培育成熟，之后与精子完成受精。这意味着你不用像以前那样在卵子被收集前得吃那么多药。

试管婴儿治疗的另一种方案是卵胞质内单精子注射法（ICSI），即注射单个精子直接进入卵子从而让它受精。这样就使精子量很少或受精率很低的情况仍能进行试管婴儿治疗。它还可以用于男方做了输精管切除术的情况，精子会从睾丸中收集。

现在，又来了一个长长的医学术语：移植前遗传学诊断。它是指在移植前通过检查胚胎的染色体来避免遗传疾病传播的风险。这个方法提供给那些因为染色体问题而患有不孕不育或习惯性流产的人，也被用于性别选择，尽管在英国以此为目的的应用是违法的。看上去移植前遗传学诊断提高了怀孕的机会，但是这个方法使试管婴儿治疗的费用增加了。

卵子捐献

如果因为你卵子质量的原因导致试管婴儿治疗失败，那么有可能使用一枚供体卵。因为这与子宫的年龄几乎不相关，因此年长些的女性对这一选项会很有兴趣。如果你正遭受更年期提前或者卵巢早衰的困扰，那你就有机会通过使用捐赠的卵子受孕，然后在你的子宫中足月妊娠并且生育。捐赠者甚至可以是你自己家族中的某人，比如你妹妹或堂妹。如果你屡次因为卵子质量欠佳导致试管婴儿的努力失败，那就建议你考虑卵子捐献，因为排队等待供体卵的名单一般都很长。

辅助怀孕的健康风险

与辅助怀孕直接相关的最大风险是发生多胞胎。孕育双胞胎甚至三胞胎，可能影响妈妈和宝宝们的健康，引起并发症。胎儿很可能早产而且出生体重低于正常水平。如果想避免多胞胎妊娠，你可以要求诊所使用单胚胎移植，但这会降低你的怀孕概率。另外的风险还有对药物的不良反应，特别是对生育药物过度反应的促排卵。宫外孕，即胚胎在子宫外着床，也在接受试管婴儿治疗的女性中很常见，还有妊娠并发症，如胎盘和阴道出血。有人认为，生育能力治疗会导致孩子的更多健康风险，试管婴儿患孤独症、癌症和其他疾病如大脑麻痹等缺陷的概率会较高。

代孕

代孕就是由另外一位女性替你怀宝宝。尽管它是法律上的雷区，但是如果你无法通过医学治疗实现妊娠，这也许会成为你的唯一选择。原因可能是无子宫或子宫畸形、习惯性流产或者试管婴儿治疗曾多次失败。目前有两种代孕方法：部分代孕和全部代孕。所谓部分代孕就是卵子是代孕人的，因此，代孕人既是基因母亲也是孕育母亲。在全部代孕中，代孕人接收的胚胎并非来自于她自己的基因，孩子的遗传基因和血缘关系与代孕人没有任何关系。代孕有传染艾滋病病毒和肝炎的风险，所以对每一个相关的人员都要进行筛查。

国内还是国外

在你去找代孕之前建议你先去法律咨询，生育诊所不会为你找代孕者，因为商业代孕在英国是违法的。

在英国，到法律较松的国外去寻找代孕的人正在增加。夫妻们可以去诸如印度等国家寻找代孕母亲。这种出租子宫的现象是一个有争议的话题。由于监管很少，它正成为收入不菲的一桩生意。有人把这一现象讥讽为生殖全球化或妊娠"外包"，当然会有很多伦理方面的关注。这些代孕人和捐献卵子的妇女是被利用了吗？或者她们是否因为能挣到一大笔钱而有了赋权的机会呢？孩子会有什么感觉？尽管有这些难题，但是它的确给世界范围的不孕不育夫妻带去了希望。

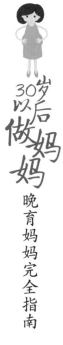

在34岁时，我因为卵巢癌切除了子宫并且因为手术并发症差点死掉。没有子宫却还活着，这让我感觉自己不像个真正的女人，我也断了会有孩子的想法。我经常很沮丧，还常常会梦到自己的卵巢被扔到了箱子里。一天我老公提起家庭的话题，这下可搅乱了我的思绪！在瑞士，我的年龄太大不能领养了，于是我们决定尝试代孕。在做了一番研究之后，我们去了印度并找到了中意的一家诊所。我老公给了他们一份精子样本，我们选了一位代孕者，但她最后却没露面。几个月后我们新选了一名妇女，这次治疗才得以进行。移植前给我们看了这两个胚胎的照片，我立刻就对它们着了迷并且爱上了它们。我买了本书跟着胎儿一天天成长。可是，两个月后我们发现胚胎停止了生长。诊所说可以再试一次，但我无法从头再经历一遍这个过程。我用了很长一段时间才抚平伤痛，并象征性地让那个我生命中未出世的孩子离我而去。我明白了自己可以用其他方式成为母亲，并且成为对家庭、孩子和朋友有吸引力的人。

——柯尔斯顿（45岁）

收养关系意味着把一个需要父母的孩子和需要孩子的父母组合到了一起。你跟被收养孩子的关系，就像跟你自己的基因后代的关系一样情深义重。在很多情况下，人们会谈论精神的或前世的关联。在英国，收养没有年龄上限，但是等待的时间可能会漫长得令人沮丧。

对待失望

如果生育能力治疗失败，我们一定会感到失望。即使你害怕"快没有时间了"想尽快再试一次，你需要从身体上和心理上进行恢复。很多有威望的生育专家建议在两次试管婴儿治疗之间要适时休息，以便让你的身体有时间愈合。做个排毒就是个不错的主意，它能使你的身体去掉化学品和你用过的药物的侵袭，特别是肝脏在排毒中功不可没。然后，你需要通过合理饮食和锻炼以及冥想或治疗来滋养你的身体。如果你想在休息之后再次尝试，那么保持乐观会非常重要。可能需要不止一次的尝试才能使试管婴儿成功，第二次或第三次的优势在于你对过程已经熟悉。这意味着你可以保持镇静而不是担心下一步会有伤害性。而且，如果你对诊所处理事情的方法不满意，这也是你尝试另外一家的大好时机。

勇往直前

拥有孩子是植根于社会的如此原始的驱动力，因此做不了父母就会引发灾难性的心理失落。很多女性都把拥有孩子作为人生蓝图的一部分，也是世界上很多文化中的准则。可是，据预测，在英国，有 1/4 的生于 1973 年的妇女都会没有子女。有些女性选择不要孩子，有些女性从未遇到如意郎君，有些女性多次流产或遭受试管婴儿治疗的失败。

相信我，如果我不写这本书，那么我就会写一本关于没有子女的生活的书，它也会同样有意义并且可能更加令人振奋，你可以很奢侈地、随心所欲地支配时间，可以在你喜欢的时间去喜欢的地方度假，可以根据需要来控制工作时间的长短，而且在财政上你也会妥协让步的更少。

如果你爱孩子，那就希望你的生命中有足够的那种能量能给你带来快乐。所有的女人在某种程度上都是母亲，很多人会用她们的母性去照顾他人。我们每个人的生命中都会有自己的旅程和课程，它们有时候也会把我们带到痛苦之地。我们所能做的最好的就是从苦难中走出来，变得更有智慧、更坚强、更自由。

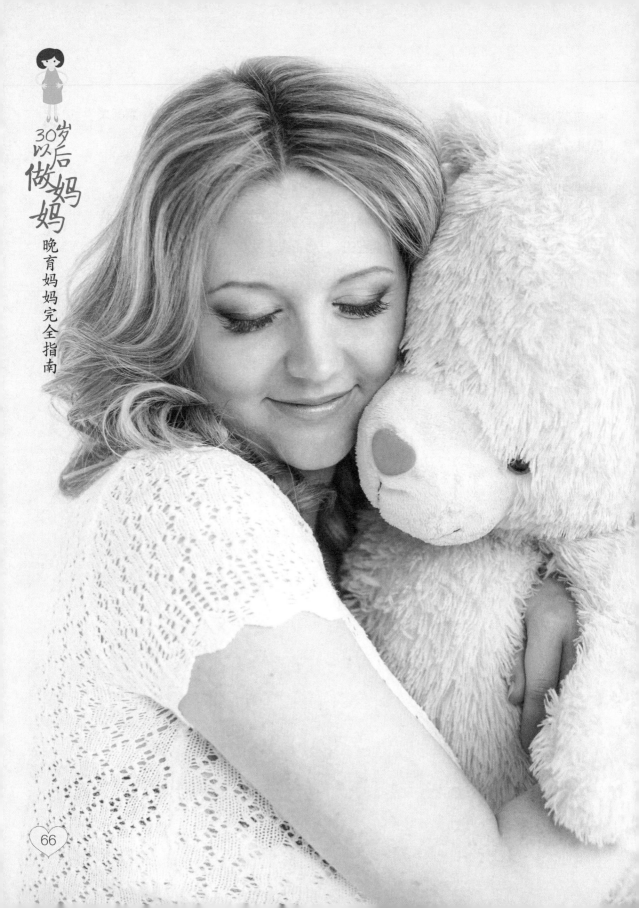

30岁以后做妈妈

晚育妈妈完全指南

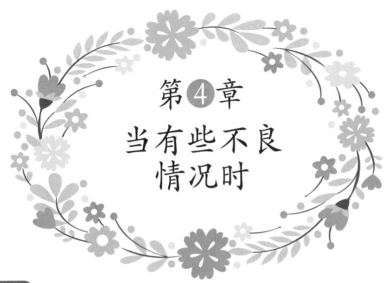

第4章
当有些不良情况时

妊娠失败

　　流产让原本明快的怀孕主题变得暗淡了，它的发生总是伴随着伤心失落。你可能在马桶里发现了自己的血迹，或者在小诊所的电脑屏幕上看到了模糊的图像。不管别人怎么劝，你自己都明白肚子里那个即将出世的宝宝就这么没了。他已经在你身体里待了一段时间，你也已经把他融入了自己的未来。而现在，这些希望和梦想在一瞬间都彻底破灭了。这真是一种无比孤独的悲痛。

　　当你开始为另一个生命付出责任时，母性就爆发了。这往往始于你得知自己怀孕的那一刻，你本能地就想去哺育和保护这个脆弱的生命。他虽然很弱小，但失去他却给你带来深深的失败感、罪恶感、无助感和极度的悲伤。有些人甚至会因为"未完成"怀孕这项女性的基本任务而感到羞愧，流产让她们感觉自己做错了事，好像本应到手的东西却被自己放走了。

在我身上发生了

不同的情况

　　医学上把孕期内前 20 周出现的子宫收缩和出血叫作先兆流产。实际上怀孕早期发生出血现象很常见，占到了所有妇女的 60% ~ 70%。这些妇女中一半人的情况会渐趋稳定，孕期得以正常延续。医生会告诉我们，如果开始流血了就应立刻平躺下来。尽管并未证实

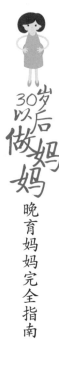

这样做会避免流产，但专家们相信这么做能让你平静下来，有益无害。如果流血加重了，宫颈口也开了，那么保住妊娠的希望就会变得渺茫，流产可能已无法避免，这在医学上叫作不可避免性流产。

自然流产会产生子宫收缩和出血，从而自身将妊娠物排出。如果扫描显示胎儿的所有组织都已排出，则被称为完全流产。如果部分妊娠组织仍留在子宫里，则被称为不完全流产。剩余的组织通常会后续排出，但是否已排干净还需要通过检查来确定。如果患者出现严重的出血、腹部绞痛或发热则表明可能已经感染，需要医学介入或进行手术治疗。

过期流产是指胎儿已经死亡或停止生长，但孕妇还未将其排出体外。虽然孕期检查有时仍显示正常，但是妊娠症状可能已经很少了。

孕卵萎缩是指超声波显示女性体内存在空的孕囊，这可能是因为受精卵不再像通常那样分裂和生长，或者胚胎很早就已停止生长并被其周围组织吸收。不过有些妊娠反应却仍然会出现。

你可能感觉这都是些耸人听闻的术语，或许你是对的。目前我们还缺乏解决这些问题的好办法。

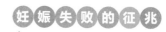

妊娠失败的征兆

- 流血加重
- 严重子宫收缩
- 宫颈口张开
- 妊娠症状消失或减弱
- 直觉上的伤感或是与胎儿"相连"的感觉破裂

流产管理

有大约95%的流产都是在孕早期发生的。第10～12周在整个孕期中尤为重要，此时胚胎的大部分器官已经形成，胎盘也接管了黄体酮激素并开始发挥作用。正因为如此，一旦度过了前12周，流产的可能就会大大降低。这也是为什么很多人在知道怀孕消息后要等3个月后才公布于世的原因。

运用扫描等现代技术，可以很早就预知胎儿是否能成活，这也改变了女性经历妊娠的方式。孕妇可以在第8周就确知一切正常，而糟糕的扫描结果也意味着你将要接受保守医学治疗或手术治疗。这些治疗对身体的损害往往要比自然流产更为严重。大部分医生会选择刮宫以避免感染的风险，如果流产不彻底很有可能会发生感染。一旦发现自己怀了死胎，大部分女性都会想办法了结，这是人之常情。

第一次流产时，我去医院做了流产术。我感到很无助，回想起了年轻时一次堕胎的黑色记忆。我感觉像是走进医院时身体还是丰盈的，但机器把我狠狠地撬开，当我醒过来时浑身酸痛、麻木，感觉身体里已经变得空空如也。我的自然流产过程是从星星点点的出血开始的，尽管还不确定是否真的会流产，但那时我真切地体味了什么是失去的感觉。流血的第四天我出现了像痛经一样的子宫收缩。我伤心不已，好在身体恢复得很快，我也感觉能更好地掌控自己了。——丽贝卡（37 岁时流产，40 岁时生宝宝）

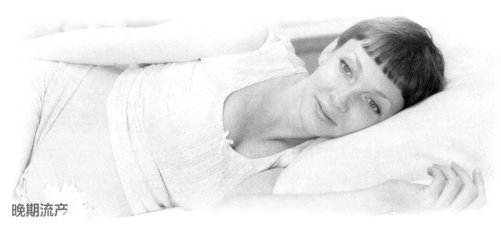

晚期流产

胎儿20周后或者分娩时在子宫内死亡被称为死产。这是孕产妇最难应对的经历之一，主要原因是感染、胎盘问题、畸形或者脐带并发症等。因此28 周后的任何出血现象都要及时检查，否则可能会危及胎儿。新生儿死亡是指婴儿降生时存活，但是在出生 28 天内死亡。造成这种现象的主要原因有出生体重过低和早产等。

我不愿回想自己如何熬过了那段痛苦失落的日子，然后又重新回到了正常生活。日复一日，一点一滴，慢慢地我才又看到了曙光。现在我的伤口已愈合，但伤疤却无法再揭开。—— 迪纳（著有《谁在 40 岁经历了死产》）

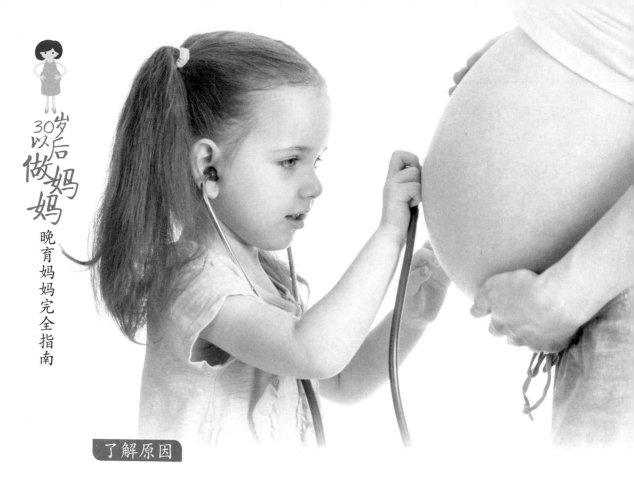

30岁以后做妈妈
晚育妈妈完全指南

了解原因

　　发生了流产的女人往往会很自责，这虽不合理却也很正常。我们想找到答案：为什么会流产？怎样才能避免？大约一半的流产都是因为染色体问题，医生说这会随着年龄而增加（记住，电脑程序和图表都是针对实际年龄而非生理年龄）。自然界对待基因畸形的方法就是让其天折。导致流产的其他原因可能如下：

● 宫颈或子宫存在解剖学上的问题。

● 由多囊卵巢综合征导致的激素原因，无法产生足够的黄体酮来维持妊娠。

● 免疫学的原因，这是由于母体将胚胎作为外来组织而产生排斥造成的。母亲发生免疫紊乱，产生自身抗体，比如NK细胞（自然杀伤细胞）活化。

● 环境因素，比如吸烟、药物和饮品，这些通常是可控的。

流产还可能是由于医学上的原因造成的，比如心脏病、感染以及大家共同的问题：压力。

习惯性流产是指连续三次或更多次流产。大约 15% 的习惯性流产是因为凝血异常造成的，这是可以治愈的。西医经常会开小剂量阿司匹林或肝素来治疗，而中医常开草药方或用针灸治疗。患有抗磷脂综合征的妇女如果被治愈，那么婴儿出生存活率将提高 70%。

妊娠失败在各个年龄段都很普遍。研究表明，大约有 50% 的妇女曾遭受过一次或更多次流产，全部妊娠中的至少 25% 都失败了。早期流产通常不太引人关注，因此相关的可靠数据很少。但是专家提示，全部受精卵中 45% ~ 75% 在着床前就丢失了。流产早期在医学上其实并不复杂，不过如果你非常想要孩子，那么屡次的流产无疑将会给你造成巨大创伤。

> 年轻的女性也会流产，因为大部分流产与胚胎中的染色体异常有关，这可能归因于卵子或者精子。在我接诊的病人中，并未发现年长女性的风险会更大。二十几岁时卵子中也许有 90% 都质量很好，能够受精。尽管这个数字会随着年龄的增长而下降，但如果女性们能得到应有的帮助，则仍会产出高质量的卵子，只是不会像年轻时产出的那样多了。
>
> ——翟晓平博士（生育专家）

降低流产的风险

流产从总体上说缺乏治愈的可能性，因为医学上的答案寥寥无几。可能直到你第三次流产，医生才会去查找原因，并归咎于"染色体异常"。虽然很多情况下确实如此，但我们更想知道今后该如何避免再次流产。染色体异常往往表示精子或卵子中的脱氧核糖核酸被破坏了，使复杂的受精过程和细胞分裂以失败告终。科学家们最近发现卵子中的染色体异常可能是由于内聚蛋白减少造成的。内聚蛋白的作用是使染色体准确地配对。很多脱氧核糖核酸受到损害，都归结于我们生活中或是饮食中的自由基。正常情况下人体具有自愈的能力，因此有助于改善脱氧核糖核酸并且防止流产的方法其实有很多。一项引人关注的研究证明，预防措施既能帮助恢复生育能力也能避免流产。

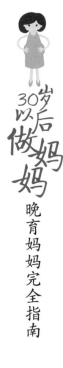

零流产

迄今为止，关于生育能力的最全面且最长期的研究之一是由萨里大学和英国慈善机构"远见"开展的为期 3 年的针对 367 对夫妇的研究。测试组年龄从 22 岁到 45 岁不等，平均年龄为 35 岁。其中超过 1/3 的夫妇有过多达十年不孕不育的历史，59% 有过生殖问题，38% 有过 1 ~ 5 次的流产经历。在测试前有超过一半的夫妇吸烟，其中 90% 的男性和 60% 的女性还经常饮酒。作为研究的一部分，科研人员要求受测夫妇们戒掉烟酒，遵循健康饮食，购买有机食品，食用更多新鲜水果和蔬菜，减少摄入咖啡因、非有机肉类和奶制品。他们还经常服用为其私人定制的矿物质和维生素类补品。等到 3 年研究期结束时，有 89% 的夫妇生育了自己的子女，其中 81% 是那些过去曾经饱受不孕不育困扰的夫妻。最令人欣慰的是他们中间没有出现流产、早产、围产期死亡或出生缺陷的病例。根据此等规模调查的平均统计数据来看，通常应该会出现 92 例流产、11 例出生缺陷和 5 例死产，但是这项研究的统计结果却都是零。

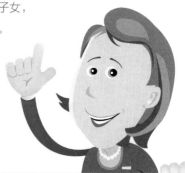

一种解释

有充足的医学证据表明，恰当的饮食、良好的生活方式和补品都能改善卵子的质量，从而提高生育能力并防止流产。卵泡需要在健康的环境中成熟。唐氏综合征并非遗传，它在受精时发生。细胞在分裂时，如果是健康的细胞分裂，脱氧核糖核酸就不会出现突变。充足的营养对子宫环境很重要，它有助于胚胎的最终着床，而毒素则会毁掉这一切。

——玛丽琳·格伦维尔博士

围绕在卵子周围的细胞同样不容忽视，因为它们能够分泌正常运行所需要的激素，而缺乏良好的激素环境可能导致更多的基因异常。

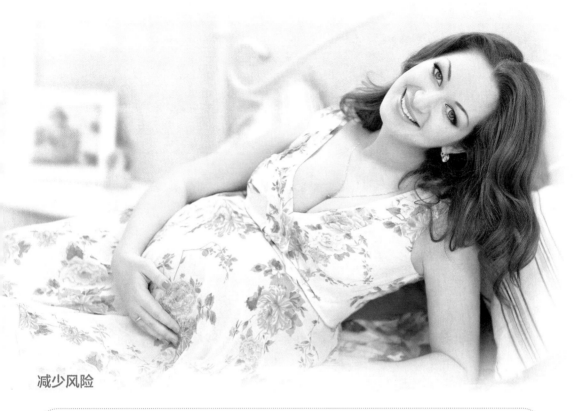

减少风险

- **戒烟并回避烟雾环境** 研究表明，即使是接触二手烟，流产的风险也将加大。父母吸烟被认为能引起精子基因破坏，进而导致流产。

- **戒酒** 即使是3～5杯有节制的饮酒，也已证明会在孕早期增加流产风险3倍。丈夫最好也改喝果汁，滴酒不沾的男性中精子受损的很少。

- **戒除咖啡因** 减少喝咖啡的量，最好能完全戒掉。

- **拒绝阿斯巴甜** 这种有害化学品被用到人工甜味剂和低糖饮料中，可能会引起流产。

- **注意体重** 太轻或超重都会置你于流产风险之中。

- **排除重金属** 比如汞、镉、铅和铝等。

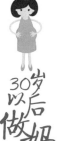

● **缓解压力**　多去户外、多休息、参加不涉及酒精的社交活动、学会冥想和全身诊治，并经常锻炼。

● **加速血液流动和循环**　通过瑜伽、气功和按摩使血液到达你的子宫。

● **检查营养是否缺乏**　特别是镁、硒、β 胡萝卜素、维生素 A、维生素 E、维生素 B_6、B_{12} 和 $\Omega-3$ 等，这些都和流产有关。

● **多吃有机水果和蔬菜**　英国针对 7 000 名妇女进行的一项研究表明，那些经常吃水果和蔬菜的妇女流产率降低了 46%，而主要以被农药喷洒过的粮食为生的妇女则增加 40% ~ 120% 的流产风险。

● **食用亚麻仁和红薯**　《辅助生育的饮食》一书的作者萨拉·多宾说，这是她给那些想避免流产的妇女们最好的营养建议。

● **玛卡**　每天一匙能帮助刺激脑垂体，滋养内分泌系统并且平衡激素。

● **野生圣洁莓草药**　如果黄体酮水平较低，服用它能够帮助维持妊娠。你可以坚持服用直到孕早期结束。

● **远离干洗店**　在干洗店工作或者住在干洗店附近的妇女流产率会高。在怀孕初期尽量少穿化学干洗过的衣服，或者在穿之前将其充分晾晒。

● **在孕早期获得心理支持**　能使那些不明原因流产的妇女的妊娠成功率增加到 86%。

● **做医学检查**　确定你没有任何的感染、寄生虫、家族遗传病或是凝血问题。

- **练习积极思考**　感觉自己很强壮、健康并坚信能够足月妊娠，这会有助于你的成功。有些流产问题我们还不熟悉。补充性疗法会帮助你充分信任自己的身体。

- **避免药物和抗抑郁剂**　口服药剂都可能与流产相关。

- **避免罐头食品和储存在塑料容器中的食品和饮料**　因为它们含有双酚A(BPA)。患有习惯性流产的妇女被证明体内含有较高水平的双酚A。

- **避免电磁污染**　比如长时间无间断地使用电脑，较长时间使用无线上网，随身携带手机或用手机长时间通话等。

- **避免次数过多或时间过长的身体扫描**　流过产的人往往会被劝说多做扫描来确认一切是否正常。但具有讽刺意味的是，扫描竟会增加流产的发生。

- **检查工作环境**　空姐、麻醉师以及跟化学溶剂、电磁、橡胶、塑料或人工合成材料打交道的女性，都更容易遭受流产的困扰。

- **远离毒品**　这一点毋庸置疑，但夫妻们仍要引以为戒。即使是男性使用可卡因也会引起胎儿发育异常。

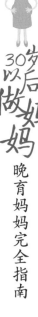

悲伤和失落

哭泣的时间

流产可能会重新揭开我们的旧伤疤，触发大家对曾经遭受的苦难的伤心回忆，比如以前发生过的流产、堕胎、挚爱亲人的离世或是分别等。那种空虚和孤独无助的感觉又变得真实起来。

给自己一片空间吧，别低估了这么做的重要性。你可以忧伤哀悼，也可以去寻找帮助。女友或是家里的女性成员会帮助你排解烦恼，特别是那些有过类似经历的人。你可以举办个仪式来了结这个事情，比如掩埋胎儿的遗体或是去种一棵树等。

如果你喜欢网络聊天，那也不妨到网上论坛寻找些安慰。任何形式的塑身运动、按摩或者康复等都可以帮你释放出被压抑的忧伤和愤怒。

患难夫妻

多数情况下，女人都会希望自己的丈夫能够完全理解她们因流产而不愿与人交流的感觉。但是如果你过于情绪化，而他却总在压抑自己，那你们就会变得步调不一致。不幸发生之后，男人们通常会更趋于理性和超然，他不想为你增加负担，所以为了表现得"很坚强"，他总是选择躲得远一点。转移注意力是男性应对悲伤的另一种典型方式。实际上，很多男性因为当时并未尽情地发泄悲痛，所以最后他们往往比那些深陷悲哀中的女性所背负的伤痛时间还要长。不可否认，是女人的躯体承受了流产之痛，也是她们的身体经历了激素改变，所以流产无疑对女性的打击会更直接。男人们面临困难是那种像旁观者一样的感觉：他无力阻止事情的发生，也无力保护自己的妻子免受身体和精神的痛苦。夫妻两人与其彼此冷落，不如努力做到相互理解和支持。既然两个人都伤心、悲愤和困惑，就不要再去互相指责或感觉愧疚，因为那样只会让情况更糟糕。如果夫妻都能耐心忍让并且友善相待，妊娠失败可能会让你和你的丈夫变得更亲密。请记住，这只是你们夫妻人生中的一个章节而已。

丈夫做做下面这些简单的事，妻子就会感觉好一点

- 保证她温暖、舒适而且还能吃得饱。你越早开始宠爱她，她就会越早回报你。

- 认真待她，即使你认为她做得有点幼稚愚蠢。想象一下这不幸发生在你自己身上的感觉，在满怀妊娠喜悦的时候流血了，后来胎动没了，进而那种极度的悲伤遍布全身。

- 让她想哭多久就哭多久，不要扬起眉毛表示惊奇，可以冲她做个鬼脸或者把电视机声音调大点。常常抱一抱她。

- 倾听她但不要这样的评论，比如："那不是命中注定的"或"如果你和宝宝熟悉了情况可能会更糟"。对你来说这或许是有道理的，但她往往想自己验证那些说法，而不是听别人跟她说。

- 如果你还有其他孩子，可以带他们出去玩几个小时。这样可以给妻子留一点自己的空间和时间。

- 用你去酒吧的经费给她买张按摩券。或许稍稍贵一些的价格会让你有点心疼，但很快你就会发现这点钱花的是值得的，它会让你感觉跨过了炼狱直奔到天堂。

- 女人也要理解男人，如果他因为"太忙"而未做到上面的任何一条，请你理解他，不要生气。

分享消息

当你失掉了自己曾寄予希望的孩子，你最不想做的或许就是把这消息告诉别人。它断了你的那些念想，比如假装是一场误诊、胎儿仍会苏醒并重新开始生长等。提到流产多数

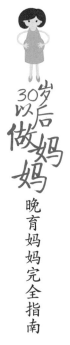

人都选择缄默，这也使它成了一个社会禁忌的话题。人们通常除了尴尬而善意地说一句"这样其实最好"之外都不知道该如何应对。有人过世时我们会写张卡片哀悼，但别人流产时我们却不会送她们卡片，也不举行特殊的哀悼仪式。一个未曾谋面的从未"有过生命的"挚爱之人去世了，社会上很难把握这个晦涩的概念。

告诉老板和同事为什么你需要休息会是件特别棘手的事情。你或许不想让人知道你想怀孕，因为担心那会影响你的工作或将来的就业机会。对这个案例来说，撒个谎确实也无可厚非。当你发现自己怀孕或制定了休假计划时，你可能已决定不换新工作。耗费数周数月制定的计划和反复的斟酌又得改变了，这的确很痛苦，但生活本身就意味着不断地变化。你能做的只能是保持灵活性，并且见机行事。

治愈和希望

重新开始

从妊娠失败的伤痛中走出来需要一段时间。我的一个朋友认为身体的不适是最难受的，而我认为花时间克服失望的情绪才是最困难的。有些女性可能过几周就感觉好些了，而有些人需要几个月，甚至很多年——特别是那些已怀孕足月或是经历了死产的人。流产是一件你永远都不会忘记的事情，它会铭刻进你的个人经历和病史中，当开车回家时你会伤感地想到人生是多么得脆弱。但是希望有朝一日你会准备好继续前行。

你的身体在流产后也会得到一种净化，并且可以通过精神的净化或康复来达到这个效果。我的一位朋友终于找到了最佳伴侣，但在42岁时遭遇流产，抚平伤痛对她来说无比困难。家庭会议帮助她找到一些答案，让紧张、期待和恐惧情绪得到舒缓。此外，即使我们每天只练几分钟，冥想和积极思维等练习也会使我们的身心健康受益良多。

如果你断定自己确实已无法再次经历那种希望、兴奋和失望，那么不要胡思乱想，就让自己去干点什么吧。欣赏你所拥有的能让你换个视角去看问题。你可能仍然还没有孩子，但是你有优秀的朋友圈或是一份你喜欢的愉悦身心的工作。给过去的事和现在的你之间留点空间，事情可能会变得简单些。如果你相信一切都是命中注定的，那么接受苦难就会容易些。人在经受巨大的挫折后重出江湖，往往会变得更坚强更富同情心。

我怀孕大约 10 周，然而胎儿死了。不过在那一时刻，我已经能够明显感觉到另一个生命正向我身边走来。这不是我的想象，而是一种清晰的关联和神圣的感觉，让我产生了敬畏。我猜我再也不会生孩子了，但我感觉不到遗憾。我体验了女性可以经历的最宝贵的东西：在她的体内孕育另一个生命，不管他是否能够活着看到这个世界。

——克莱尔（42 岁，36 岁时流产）

再试一次

遭受流产之痛可能反而增加了你要孩子的愿望。如果你确定要再试一次，那么时间将成为一大难题。如果你怀孕的时间很短，那马上再怀孕应该问题不大。大多数医生都会说，一旦你恢复了健康的月经周期，你就可以马上尝试，有的医生则建议等上两三个周期。如果你的流产情况很糟糕，那最好等几个月。根据中医和阿育吠陀医学，你需要先恢复正常才行，这是因为你在流产时失血很多，你的身体需要时间才能重新恢复供给并且找到平衡。中医还认为怀的孩子相隔太近，即使没有足月，也会减少你的生命能量（他们相信你需要"气"来承载新的精神）。别忘了你每次经受的激素"过山车"。另一个等下去的很好理由是它又给了你一次做孕前检查和排毒的机会。这会帮助改善卵子的质量和环境，并确保拥有再次怀孕所需的全部营养素。别忘了你丈夫的精子作用巨大，特别是大龄夫妇。理想上说最好等待 3 ~ 6 个月以后，尽量保证精子和卵子越健康越好。如果你很渴望再次怀孕的话，那么貌似这需要漫长的时间，一旦你度过了因流产造成的令人沮丧的余波后，那么它很快就会过去的。

根据我自己及流过产的朋友们的经验，两次怀孕之间相隔满 6 个月则预示着下次怀孕的成功。等待也意味着你的恢复能力要更强，如果上次你的怀孕非常困难，那么找到重新开始的勇气和意愿会更难。你一定会倍感焦虑和恐惧，直到你的妊娠比上次延续的时间更长。尽量不要过度比较，积极地去感受它，记住理智是如何影响身体的。再次怀孕会促进治愈过程。即使你原先妊娠失败过，你流产的概率也不会提高。据表明，97% 的遭遇过流产的夫妻最后都做了父母，因此胜算完全由你做主。

30岁以后做妈妈

晚育妈妈完全指南

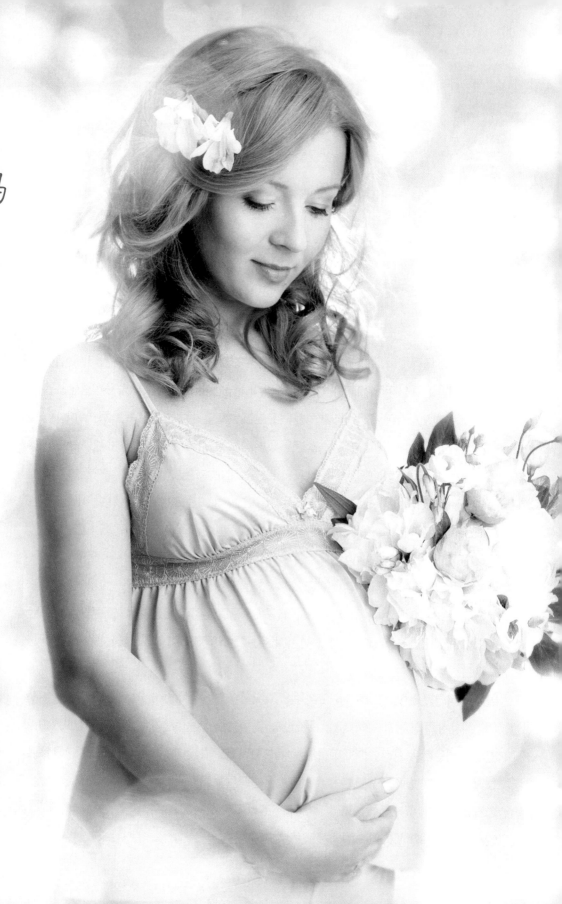

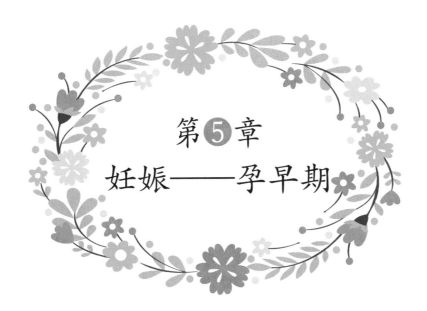

第5章
妊娠——孕早期

怀孕征兆

通常情况下，女性在确知自己怀孕之前心里是有数的。无论怀孕是按计划如期而至还是归于一个意外，一旦有了以下的征兆，你就可以推断出自己可能有喜了。

体温

记录体温对女性来说不失为明智之举，它优于几乎所有的预测方法。如果你发现体温在排卵期之后仍保持很高，那么恭喜你，已经怀上了。

情绪

你的感觉可能有点像经前的紧张症状，这是因为体内的激素在获知即将到来的新生命时做出的自然反应。你经常会无缘无故流泪，也可能会无端发脾气，这些都是迈向母亲阶段不可或缺的仪式，欢迎你加入妈妈一族！

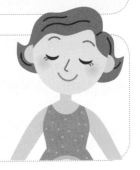

气味

每次让我感觉到自己怀孕了的第一个原因就是气味。我的鼻子变得极其敏感，气味对我来说就像是3D立体图像那样层次分明，而且还变化万千。这一切并非是因为我吃了什么药，而是由于体内的雌激素不断增加造成的。

呕吐

将它称为"晨吐"并不恰当，我和许多朋友都经历过整日整夜的呕吐，不停地跑去马桶边。多数情况下，这些呕吐症状会在怀孕大约6周时出现，而到了3个月左右就能有所缓解。但是在那些难熬的日子里，你会奇怪为什么有的孕妇竟然能很享受她们的孕期。究竟哪些人会恶心呕吐以及为什么会呕吐，都没有一定之规。你可能会感觉很糟，但至少有一点或许会让你振奋起来，那就是肯定你怀孕了。

贪吃和厌食

每个怀孕的人都在谈论美食，从腌小黄瓜到巧克力蛋糕或是咸鱼。可实际上，更为普遍的却是孕妇会对某些食物完全失去食欲。这样一来，她们就会陷入呕吐与饥饿并存的荒唐的恶性循环之中。如果你还能吃点东西的话，就不至于总是感到恶心，可如果任何食物都让你反感的话，那你究竟还能吃什么呢？

乳房胀痛

胸部上挺和外扩会在视觉上看起来更加性感和诱人，但这也会让你感到疼痛。乳房的功能已经从性玩具转向了它们真正的角色——哺喂孩子。丈夫可能会对你"可看不可摸"的规定颇有微词，每当他忍不住时，你都会顺手拿件东西把他的手拨开。这一招在接下来的几个星期会很管用，但随着接踵而来的没日没夜的呕吐，你变得精疲力竭，甚至可能会完全放弃性生活。然而，有些日子你的性欲又会突然飙升，你身上散发出超级女人的魅力，或许可以告诉他，之前错过的那些日子都会弥补上的。

容光焕发

不只是你自己注意到了这一点，周围很多人都已经发现了你的变化，夸赞你看上去是那么光彩照人。这是种天然去雕饰的美，你的皮肤变得光滑细腻，面颊红润得像玫瑰花，皱纹也舒展开来，看起来要比实际年龄年轻10岁。不过，也有的孕妇则会表现出相反的一面，皮肤上会长斑，而且变得粗糙又干燥。是啊，人生本来就是不公平的，你应该已经意识到了这是个残酷的事实。

宫缩

腹部有种提拉感，有点像一把利器在子宫周围搅动，这也经常被误认为是痛经。但实际上这是卵子进入子宫内膜着床的反应。着床成功后有些人常会伴有轻微的流血。如果你想怀孕，那么感受到了这种子宫提拉感会让你兴奋不已。

让人难堪

妊娠会导致失禁，但这情有可原，因为自然的就是最美的。激素松弛素能帮助身体为分娩时打开产道做好准备，但它也能让肌肉、关节和器官，包括膀胱变得越来越松弛。你在去厕所的路上或许会感觉自己像个常常失禁的老太太。但是想想好的一方面吧：无数次半夜跑厕所的经历将会让你在心理上和生理上都做好生孩子的准备。外出的时候，你要记住的重要一条就是：每次看见厕所就去一趟。站在人群中内急的样子可不是你想要的形象吧。

疲劳

疲劳，彻头彻尾的疲惫不堪，是初孕的一个重要标志。这种疲劳感是你之前从未有过的，开会时、性生活时、与人交谈时、看电影时、火车旅行时以及干家务的时候都想打瞌睡。激素黄体酮不断增加，身体加速能量释放用于胎儿生长等都是你嗜睡的原因。你可能需要休个假调养一下，通常这种昏睡的情况在 3 个月后会慢慢消失。这也可以成为你歇歇脚、读读书的好借口。

眩晕

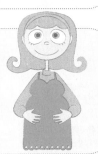

如果你做了像低头捡袜子这样简单的事情起身时会感到头晕目眩、眼前发黑，那你可能不是喝醉了而是怀孕了。我有一位朋友莫名其妙地晕倒了，还跌出个熊猫眼。43 岁的她感到吃惊的是，她没来月经并非绝经期提前了，而是怀孕了。

便秘、腹胀和胀气

这些令人烦恼的症状在怀孕期间都是很常见的，因为孕激素会让消化系统的工作进度放慢。放屁、打嗝的女性可能会让人感觉不再迷人，但为什么人们对那些放屁和打嗝的男性却少有微词呢？这是不是不太公平呢？

直觉

现代社会中，我们对魔力无比的直觉似乎已经很生疏了。但是提到怀孕，孕妇通常都会有第六感觉。这种特殊的感觉也适用于猜测其他人，比如我常会猜想我的那些好友是什么时候怀孕的，有时甚至比她们自己知道的还早。难道我有点神经质吗？

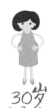

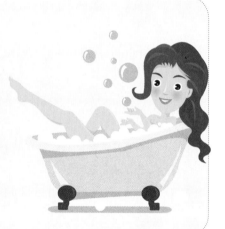

双腿发沉

静脉不断增加的血液会引起腿部肿胀疼痛。它可以遗传，比如我妈妈和外婆都曾遭受过这种痛苦，而且在她们每次怀孕后腿痛都会加剧。怀孕时穿弹力袜可能并不那么性感，但却有助于防止静脉曲张。健康的饮食和有规律的运动能改善血液循环。你还可以抬起双腿高于臀部，这又是一个让你休息一下的好借口。

月经没来

有些女性的月经周期很不规律，因此无法以此为依据来判断自己是否怀孕。即使月经迟迟没来，她们可能也意识不到自己怀孕了。留意一下怀孕的其他迹象，如有疑惑就赶快去做个测试。我的一位闺蜜在两次怀孕时都做了多次的测试，只为了确认一下。她在洗手间里存放了好多试纸，到现在都还没用完呢。如果你只出现了怀孕的部分症状那也不必担心，因为每个女人都是不同的，而每次怀孕也都是独一无二的。

胎儿

第1个月 第1、2周	其实你现在还没怀孕呢，但这却是正式意义上怀孕的开始。因为医生会从你上一次月经的第一天算起，它将是为期40周妊娠期的开始。这其实是子宫内膜开始发育的时间，而不是胎儿成形的时间。
第1个月 第3周	这个阶段发生受孕，通常取决于排卵情况。当精子和卵子结合并受精，受精卵开始不断分裂，形成微观细胞群，也叫囊胚。这个球体细胞群从输卵管一路游动到子宫，并且发出激素信号。
第1个月 第4周	当胚胎（这时已经可以这样称呼了）在这周抵达子宫时，分泌蛋白酶，并着床停留在准备就绪的子宫内膜里。一旦到位，这个胚胎就再次分裂为两部分：胎盘和胚胎。胚胎这时像罂粟种子一样大，有3层。里面一层是内胚层，将发育成为胎儿的肝肺和消化系统；中间一层是中胚层，将发育成为胎儿的心、肾、肌肉、骨头和性器官；外面的一层是外胚层，会发育成胎儿的神经系统、头发、皮肤、和眼睛。

第2个月 第5周

胚胎正在快速地生长着，已经如同橘子核一样大了。在这周胎儿的循环系统和心脏开始形成。此时，神经管最终演变成了婴儿的大脑，脊髓也在发育着。

第2个月 第6周

测量胚胎的头部到臀部（此时还是尾巴模样并蜷曲着，但很快就将变成下肢），长度有5～6mm。它有一个月大了，眼睛、耳朵、鼻子、下巴、脸形等也慢慢开始发育。肾、肝、肺开始发育，微小的心脏每分钟跳动80下。

第2个月 第7周

胚胎大概有蓝莓一样大了，比刚开始怀孕时大了1万倍。生长集中在头部，新的脑细胞、嘴和舌头正在成形。胳膊和双腿胚芽开始伸出，肾脏也开始准备发挥功能。

第2个月 第8周

胚胎跟树莓一样大了，大概有1.25cm。胚胎的脸部特征也继续成形，还有它的腿和后背。心跳每分钟150次。

第3个月 第9周

大概有2.5cm长，像橄榄那么大了。现在已经不能称之为胚胎而应该称为胎儿了，肌肉从这一周开始形成。

第3个月 第10周

胎儿有近4cm长，接近一颗西梅的大小。胎儿正在发育膝盖、脚踝、肘、骨头、软骨还有牙齿等。胃已经开始分泌消化液，肾也开始分泌尿液了。

第3个月 第11周

大概有8g重，4.5～6cm长了，身体开始变直。毛囊、手指和脚趾的甲床体也在成型。事实是这个小不点更像人类了，有了手、脚、眼睛、舌头、乳头和鼻骨等。如果胎儿是个女孩，这时卵巢也开始发育了。

第3个月 第12周

胎儿有李子大小了，身体的大部分系统都已经成形了（胎儿现在才有两个月大），消化系统已开始运行，骨髓制造出白细胞，脑垂体也开始分泌激素。但不管怎样，身体系统完全成熟还需要一定时间。

第4个月 第13周

胎儿现在有6.5～7.8cm长，相当于一个梨的大小，其中头部就占身长的一半。直到孕早期的最后几天，声带才会形成。这时候，维持胎儿生命的胎盘已经完全形成了。

第4个月 第14周

现在胎儿已经有9～9.3cm长，25g重了，胎儿发育得已经很像人了。眼睛在脸的正面，而不是如之前在侧面了。耳朵也已经到了正常位置，而不是像从前那样在头的后面了。有的胎儿甚至长出了头发。脖子开始伸长，头也更挺立了。

第4个月 第15周

大概有10cm长，50g重，和橙子大小相仿。胎儿的中枢神经系统开始控制它的反射和运动。胎儿现在能移动胳膊和腿，弯曲手指和脚趾，甚至吮吸自己的拇指了。

第4个月 第16周

胎儿的身高和体重又变化了，他们现在能长到80～142g重，10.8～13cm高了。胎儿的肌肉更结实，运动更有力，身体也更直。如果你抚摸自己的肚子，他或她已能够感觉到了。胎儿能够吞咽和排泄羊水，肾也开始工作了。

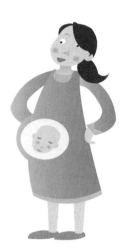

我

光彩照人的快乐母亲

你怀孕了。哇！尽管这事不停地发生在女人身上，但当它的确确发生在你身上时，一切就变成了里程碑式的纪念。你成了一位孕育新生命的妈妈，掌握着创造生命的秘密。怀孕的女人实际上是很神圣的，她们承载着神圣的新生命，也理应受到特殊的体贴和照顾。可以不夸张地说，你神奇的体内有光束，它正在孕育着另一个各方面都很独特的个体。

> 人类是土地和光的奇特组合。光，没有任何时候比在怀孕期间更光芒四射了。我想提醒这些处在光辉岁月的女人们，是她们赋予了生命本身无限的力量和无穷的威力。
>
> ——弗雷德里克·勒博耶

如果你是个有航海经验的女人，在冒险之初，你或许就曾发现自己突然身处一片变幻莫测的水域里。这种经历注定会深深地影响你和周围的每件事。怀孕也是如此，在接下来的9个月里，你将从孕妇的视角来看待每件事，而别人也会看到你身上发出的那束神秘之光，即使是在你糟糕的日子里。

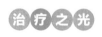
治疗之光

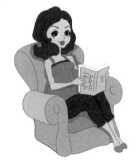

当你沐浴在自然光下，尤其是在明亮的晨曦中时，你会吸收维生素D。一项研究显示，在进行了两三个星期的晨光浴后，孕妇的压力减少了。研究还表明，日光照射对胎儿的神经和免疫系统发育极其重要。如果妈妈在孕期的前九十天很少晒太阳，那么孩子会在年长后增加多发性硬化的危险。研究者还发现，妈妈如果在孕晚期得到充分日晒，那么生出的孩子就会长得更高，骨骼也会更强壮。

大龄孕妇会充满期待与恐惧。此时你可能很放松，身体状态非常棒，但下一分钟你可能就会平添许多担心，从是否该吃奶酪到是否能染发，一切都能让你忧心忡忡。

怀孕最初的几个月也会是最复杂的几个月，一切都不确定，你也感觉到从未有过的疲惫。不论孕妇是什么年龄，她们大多数人都会问这些敏感的问题，比如：宝宝健康吗？我该怎样应对工作和应尽的义务？丈夫会陪我吗？生孩子是不是很疼呢？最初的几个月往往并不是最开心的，但只要你坚持一下，一切都会越变越好的。

孕早期的自我振奋法

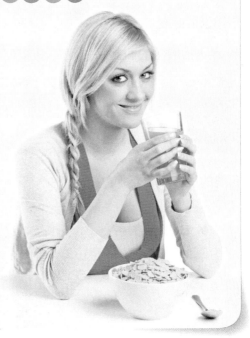

- 恶心的时候，你也有了只吃最喜欢的东西的好借口。
- 你很快就将显怀了，那时候每个人都会像对待皇室一样对待你。
- 在你怪异的行为后还能逃避惩罚，比如：顺手牵羊、开车超速、神经发作等等。好吧，允许你可以一试。
- 看看自己的胸：如果那还不够让你振奋的话，就请期待它们会变得更大更坚挺吧。
- 享受眼前这个事实，感觉自己的身体完美而又神奇。你所感受的将是一个奇迹的发生，你可以把怀孕的经历看作女人比男人优越的一个证据。

尽管连你自己都感觉怪得离奇，但从外表看上去你还不像是个孕妇呢。所以这一点让事情变得更怪，你也许开始忘事、控制不了情绪、并发现自己成了"怀孕傻瓜"。如果你一直隐瞒着怀孕的消息，那么别人会很难理解你为什么会如此情绪化和疲惫。如果你以前从未说过谎，那现在是你为自己找各种理由撒个谎的好机会。

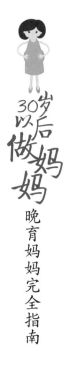

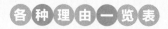

各种理由一览表

- 当你拒绝喝酒皱起眉头时，你可以告诉他们自己在做肝脏清理，戒酒是其中的一部分，需要坚持一个月。
- 跟别人说你得了一种不常见的高传染性感冒，需要潜伏一周，还需要恢复一周才能康复。
- 当你被发现在工作中趴在键盘上睡着了，就说你做了关于工程的梦，而那是能够推进该工作的执行的。
- 说你正在根据最新节食计划减肥呢，拒食包括碳酸水和面包等的大食量午餐。
- 说你需要早回家，因为丈夫在等你（然后你回家就直接上床睡了，才不管丈夫是否也躺在床上呢）。

告知亲朋好友

一些女性会禁不住把好消息告诉公交车上完全陌生的人，而另一些女性则对家里的亲人都保密，直到后来体形真的不像只是体重问题了的时候才会讲出实情来。很多人会等到危险期过后（12周以后）才说。然而，流产的创伤性会很大，你内心是想让家人和好友知道你怀孕了的，因为那样在出现任何问题的时候，他们也能帮上忙。

可能的反应

- **父母** 安慰——如果这是你的第一个宝宝，当你终于如愿以偿怀孕时，你的父母也就将变成外祖父母了。但这个消息可能也有一点小尴尬，因为这也意味着你承认跟别人有过性行为了。不论父母怎么想，他们现在都得面对现实：你不再是处女了。

- **伴侣** 情绪会很复杂，从最初的喜笑颜开到开始担心自己责任加重、失去自由以及去酒馆的钱。但不管如何，他都会为自己的精子感到骄傲。他也可能想和你再去做一次测试，亲眼看一下验孕棒上的那条线，因为让他面对一个既成事实或许能激发更大的动力。

- **女性朋友** 高兴地呐喊。女人总是喜欢别的女人怀孕。如果她们自己怀孕很困难，那你在分享这个好消息的时候则需要谨慎些，最好带上一盒纸巾。

● **同事** 尽管他们会对你微笑或者恭喜你，但可能也会嫉妒你，因为她们不能休假，而且还担心将要分担你分内的工作。

● **陌生人** 每个人都喜欢听跟婴儿有关的消息，但是请注意，有些陌生人会给你提供不必要的建议。

现在要考虑的事情

我应该告诉别人我怀孕了吗？（请看上文）

我应该做产前检查吗？（请读下一章）

我的预产期是什么时候？（请看下文）

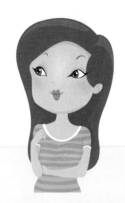

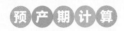
预 产 期 计 算

● 根据内格莱氏法则，预产期是你最后一次月经的月份加 9 或减 3，日子加 7。现在的医生仍然遵守这个古老的德国法则。

● 如果你知道是哪天受孕的，直接加上 266 天（或者是加 38 周）。

● 记住：只有 4% 的婴儿会在预产期当天出生，85% 的婴儿都是在预产期前后的两周出生。

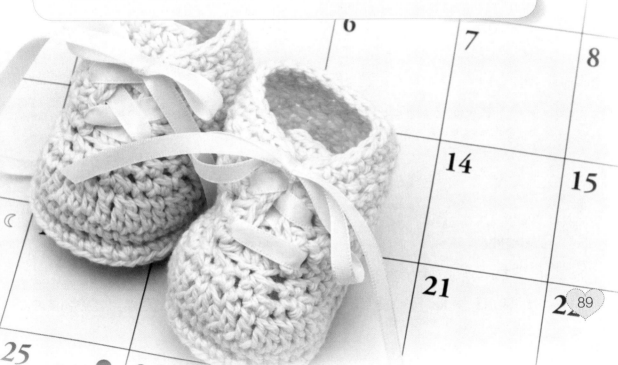

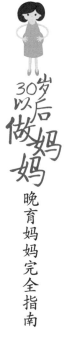

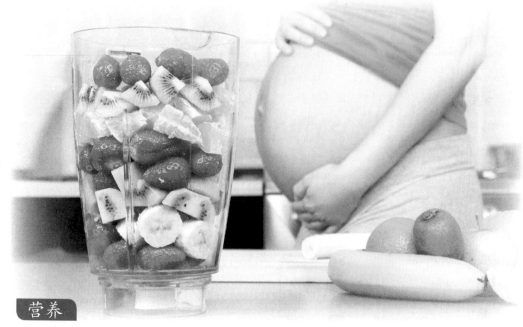

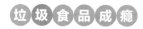

爱上你的食物

要想孕期保持健康，最基本的一点就是要保证饮食的营养。然而，我们往往很难掌控自己该吃什么，常常痴迷于美食之中。有必要在我们的饮食中加入爱和思想的成分，毕竟这是在为两个人进食。与其吃得多，不如吃得好，要重质而非重量。有时候孕妇会特别想吃某些食物，这些食物中往往就含有她们身体缺乏的营养成分。如果现在你对健康饮食还知之甚少，那么别再犹豫了，赶紧放下手中的垃圾食品，开吃富含营养的食物吧。要把孕期当作是人生中独一无二的一次机会，真正好好地关心一下自己吧。

垃圾食品成瘾

如果你已经习惯了吃快餐，那么要想转换口味改吃自然清淡的食物会是个挑战。加工食品含有很多劣质盐、糖、脂肪和香精，这些成分能使人上瘾。而且，它们还会麻痹你对其他食物的味觉。但是，一旦你开始摄入健康食品并体会到它们带给你的益处，比如：能量高、易消化等，那么你对垃圾食品的渴望也将逐渐消失。

总体建议

在怀孕期间吃得好很重要。因为孕妇的身体需要更多蛋白质、维生素和矿物质，比如钙、铁、镁、锌和必需脂肪酸等。英国的饮食标准对必需脂肪酸、维生素、矿物质、抗氧化物和水的要求都偏低。虽然市面上有很多孕期营养品，但是在食用它们之前，先得保证自己的消化系统能够吸收这些营养。很多女人都喜欢补充营养品，但是千万不要依赖它们。而且你要记住，营养品只是补充，并不能替代食物。直接从食物中摄取营养才是最佳选择。

本书第2章中的营养建议在此同样适用。要少吃加工食品，多吃全麦食品、蔬菜水果，尽量选择有机食品。如果你喜欢吃肉，那么在怀孕期间尽量只买有机肉，这样可以避免摄入激素、抗生素、催熟剂和转基因成分等。如果你喜欢吃素，那你则要保证摄入足量的维生素 B_{12}、维生素 D 和锌、钙（在第8章中将做更多介绍）。

恶心呕吐

在怀孕的头3个月里，你很难吃得好，尤其是你感觉恶心不适时。没必要大惊小怪的，因为你肚子里的宝宝吸收了你身体里储存的所有能量（只是要确保康复后要补给充足）。对你来说，保持身体水分是很重要的，尤其是在你经常呕吐的情况下。保水的关键是食用真盐，比如喜马拉雅山上的盐和未加工的深海盐。这些可以帮助我们身体吸收水分。

大概3/4的孕妇都受到孕吐的困扰。有很多的理论解释这一现象，如激素指数升高、疲惫以及情绪压力太大。然而在一些原始部落，这种晨吐却闻所未闻。由此，营养学家认为呕吐是我们对身体中毒性的反应，并因此产生了相应的排毒功能。

如何治疗孕吐

- 少食多餐：每天六小餐胜过一日三大餐。
- 早晨在床上吃点东西再起床：太好了，求之不得啊！

下列食品对治疗孕吐有益：

1. 姜——能使胃放松。含一小片在舌下，也可以吃生姜、蜜制的、饼干、代茶饮等姜制品也可以。

2. 维生素 B_6——见于坚果、香蕉、牛油果及全麦中。如果作为补充剂，要选择妊娠型的且含量不要超过10mg。

3. 高铁食品——绿叶菜、蛋类和沙丁鱼。

4. 杏干。

5. 南瓜子。

6. 咸饼干。

7. 用新鲜薄荷叶泡茶或食用（也可闻味）。

试试这些方法

1.压力带：是给晕船的水手用的（尽管水手中几乎没人晕船）。这些神奇的臂带能通过柔和地按压穴位来缓解晕船现象。

2.针灸疗程：针灸师知道在哪些穴位下针，你可以让他们告诉你，这样你也可以找别人给你按摩那些穴位。

3.香薰精油：可以用姜、甘菊和薰衣草汁喷洒房间。

4.穿紧身服：据说可以稳定血压。

5.呼吸新鲜空气。

6.服用顺式治疗药：马钱子。

舒展

沙发"闲人"一族

怀孕的时候，你不妨放放手，让身体好好地放松。一些舒缓的运动，比如瑜伽、太极、气功、游泳、散步、跳舞都很好。而那些紧张剧烈的运动，如快速用力的项目等就不适合孕妇了。去做些你自己觉得适合的运动吧，如果你一直都有跑步的习惯，想必现在也不愿停下来。只是记住，不要让自己太拼，你又不是要去参加奥运会。尤其是怀孕的前几个月，你的身体需要的是滋养，而不是消耗。

瑜伽妈妈 话题一

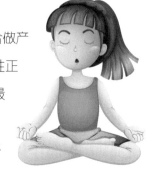

激素让你的身体变得更耐挤压、也更加灵活了，这正好适合做产前瑜伽。如果你从没做过瑜伽，那么不妨现在就开始，很多女性正是从怀孕时开始练瑜伽的。有些指导老师认为，这是做瑜伽的最好时机，因为你的身体状态正好吻合瑜伽教学的要求和瑜伽的哲学。如果你已经是个瑜伽练习者，那么怀孕也是进一步提高的好机会。

瑜伽将你和你的身体紧密相连，让你活在当下。瑜伽鼓励你放松，让你集中精力、关注呼吸。这样一来，你和腹中的宝宝就可以获得更多的氧气，并促进血液循环。瑜伽能带你进入到自己的意识之中并保持平衡。它不是一场关于输赢的比赛（尽管有些人确实试着比输赢）。

在孕早期，瑜伽动作应该舒缓柔和，而不是快速、用力和让人汗流浃背的动作（所以先别练高温瑜伽了）。如果你一直进行有规律地自我训练，那现在可以试着放慢动作，避免剧烈扭曲身体，像"鹰式"之类的动作姿势会挤压你的肚子，也不要去做圣光调息练习以及任何清肠和排毒练习，更多地关注些滋养的姿势和舒缓的喉呼吸。有些产前瑜伽老师不会接收怀孕还不到 3 个月的学生，所以如果你想在这段时间里练习的话，那就要靠自己了。有一些带有图片和图解的很棒的产前瑜伽教材，包括瑜伽大师乌玛·丁斯穆尔·图利、弗兰索瓦斯 ·巴贝拉·弗雷德曼、詹尼特·博拉思卡斯等。正是这些大师让产前瑜伽得以成形，并且方便易学、效果良好。

> 我在 20 世纪 80 年代开产前瑜伽课的时候，人们说瑜伽对身体有害。
>
> ——弗兰索瓦斯 ·巴贝拉·弗雷德曼

> 现在产前瑜伽这么流行让我很欣慰，这种古老的练习方式又焕发了新生。早在母系氏族时代，孕妇们就已开始做产前瑜伽了。瑜伽赋予妊娠以力量，它把我们与大地紧密相连，让我们更加关注呼吸、缓解压力，并帮助孕妈妈与肚里的宝宝联系在一起。这种内在的专注正是生育宝宝和感悟成为母亲的喜悦时所需要的，练习瑜伽是实现这一切的最佳方式。
>
> ——詹尼特·博拉思卡斯

放松

冥想妈妈

当你怀孕的时候，放松很重要。大多数孕妇还得延续原先忙碌的生活，这也正是为什么要抽出时间冥想从而提高妊娠品质的原因。冥想能帮助你克服怀孕时的慌乱情绪，管控并消除负面情绪，做到对那些烦心事置之不理。冥想的目的在于使你集中精力并放松神经。通过冥想，你会发现大脑变得更专注，也能更好地迎接生活中紧张而又艰巨的挑战。

你可以随时随地进行冥想，无论是在拥挤的火车上，还是在办公室里。通过冥想，你

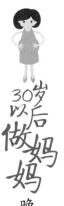

可以在别人没注意的情况下升华自己的灵魂。但如果你要进行深度冥想，则最好找个安静舒适的环境待上 20 分钟左右。这种环境也很好找到，比如你早上刚刚起床那会儿、白天抽个空，或者晚上睡觉前都可以。孕期激素，也就是黄体酮，能帮助你平静安神。如果你以前从来没尝试过冥想，那现在看起来不那么难了吧。

冥 想 对 宝 宝 的 好 处

冥想对宝宝的生理和心理都有好处。在你冥想的时候，你的身体会释放安慰剂并通过血液到达子宫。这是你和宝宝之间通灵与能量的交流。冥想时，你的肾上腺素和皮质醇会降低，内啡肽得以释放，褪黑激素和脱氢表雄酮（DHEA）会加强，而这些都能加强你和宝宝的免疫力。经常有规律地冥想可以降低血压，减少得子痫前期的风险。孕期冥想还能让产妇在生育时减少 85% 的镇痛需求，如使用硬膜外麻醉等，并且使剖宫产率减少一半。

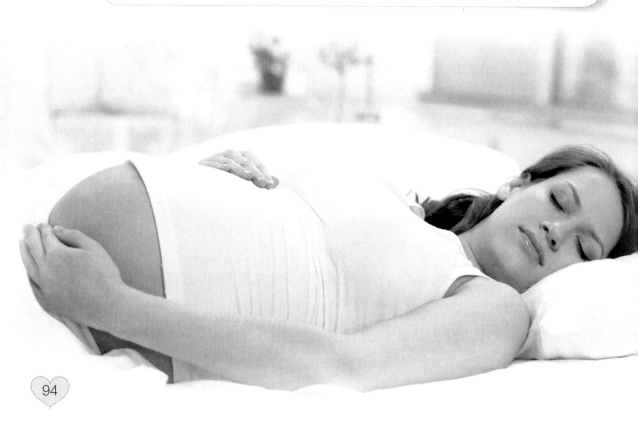

一点历史和科学知识

冥想可以追溯到几千年前古印度的吠陀时代。实际上,瑜伽姿势(练习)就是为了让人体适应以后不舒适的久坐而发展起来的。产前瑜伽强调冥想和瑜伽放松术(为了舒服,往往采用卧式),练习者可以从中受益。

人的大脑经常会走神,它总在漫游。比如,你总在想一会儿要去干什么,那天早些时候发生了什么等等。西方人发现,要想停止这种一刻不停的所谓"猴脑思维"非常困难。但在冥想中,你却基本上能"使纷繁复杂的思绪趋于平静"。你可以集中去冥想一些具体的事物,比如烟火、自己的呼吸、声音、甚至是一首宗教颂歌等。科学家们已经证实,冥想能促使脑电波放缓。研究表明,它还能改善大脑结构:那些经常冥想的人脑内相互关联的路径会更多。

关 于 冥 想 的 科 学

β波(13~38Hz):这种电波在你思考和解决问题时出现。承受压力或者失眠时能达到38Hz高端,而当你注意力集中时它会降到13Hz低端。

α波(8~13Hz):这种电波在你放松和平静时出现。在降到8Hz左右的时候,你几乎就睡着了。

θ波(4~7Hz):这种电波出现在你深度放松、做梦和睡眠的时候。

纯粹的冥想时脑电波处在α波和β波的边缘值:可以说是呈波浪形。然而即使你只能到达α波,那你也仍在冥想,并且在放缓与压力有关的脑电波。而真正的问题出现在当你完全陷入了β波的时候,如果β脑电波占据了你的生活,那就是种"疯狂"的感觉吧?

光彩照人

不做邋遢女人

从前,怀孕的女人往往极力掩饰自己隆起的腹部。她们穿着毫无板型、不加修饰的裙子。随着肚子一天天变大,看起来就像个鼓鼓的肉包子。那时性感与怀孕完全是毫不沾边的两码事。想想黛安娜王妃吧,连她怀孕时都穿上了带丑陋褶边衣领的连胸围裙,也难怪

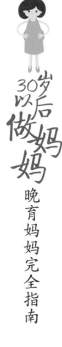

她会得上产后抑郁症。

但是后来，一位名叫妮娜·雪芮的说唱歌手带动了新的潮流，让孕妇们也能深深地松口气，解放一下肚子了。妮娜·雪芮，这个玩说唱乐的时髦少妇，总穿着低腰露脐的裤子、短背心，在舞台上向人们展示她那可爱的专属于孕妇的肚子。这一举动彻底改变了孕妇们的穿着打扮。当然，不仅仅是雪芮这一位明星，还有黛米·摩尔（她在怀孕后仍按照自己的方式穿衣），格温·史蒂芬妮（穿着漂亮、精致的具有异国风情的围胸长裙），当然也不能忘了安吉丽娜·朱莉（即使怀着双胞胎，她也能成功地让自己看起来优雅高贵）。现在，孕妇的体形是受到赞美的，它已经成为一个时尚女人最渴望得到的装饰。如今，在你最喜欢的繁华街区的商店里，或是在高端的名牌精品店里，你可以买到一切你想要的服装。从时尚孕妇牛仔裤到可爱的哺乳文胸，应有尽有。

圣母们

名人们的穿着打扮是很难效仿的，但是即使没有她们（以及她们背后数不清的造型师），你仍然可以让自己看上去光彩照人。看看超模克劳迪娅·希弗吧，她上次怀孕是在 39 岁的时候，整个孕期内，她只买比自己的体形大几码的潮流衣服。这样一来，她仍然可以紧紧跟随她最喜欢的设计师的脚步，依然保持性感美丽（有趣的是，她也曾向黛米那样为《时尚》杂志的德国版拍摄了自己的怀孕裸照）。在她之后，其他能被我们称为时尚偶像的孕妈妈还有海蒂·克鲁姆、哈丽·贝瑞、珍妮弗·洛佩兹、萨尔玛·海耶克、伊丽莎白·赫莉、麦当娜、妮可·基德曼等等（天哪太多了），以及意大利性感迷人的女星莫妮卡·贝鲁奇，她在 45 岁迎来自己的第二个宝宝。

在怀孕初期，你也许仍能穿上以前的大部分衣服。如果你不想让别人知道你怀孕了，那就最好不要穿喇叭式的衣服，因为那会看上去不精致。如果你发现得将裤子最上面的那颗扣子解开（甚至是在吃大餐之前），那你则需要穿带松紧腰带的孕妇牛仔或长裤了。这项投资挺划算，因为你可以把腰带放松来适应不断增加的腰围。紧致的 T 恤、衬衫和无袖套衫可以凸显胸部的丰满，你应该比较喜欢这样的装扮（你丈夫也会喜欢吧）。但如果你感觉太紧绷不舒服，那就买大一号的衣服或者是宽松的娃娃装。如果你不想显得身材走样，那就戴一条长围巾来遮挡腹部。套头衫和土耳其式长衫也可以掩饰你因怀孕而渐渐消失的腰线。凡是中长的或者更长款的衣服都能起到遮挡的作用。而凡是能够凸显你胸围的衣服，也会将人们的注意力从你身上发胖的部位引开。尽管你会犹豫总穿黑色是不是太呆板，别人也会劝你别穿，但黑色衣服的确能让你显得时尚别致一些。当然，这取决于你自己的审美喜好。

爱情

准爸爸

在你怀孕的时候，很多关系都会发生改变。你可能感觉跟自己的妈妈更加亲密了，跟你的宠物猫咪更加亲密了，甚至可能会很喜欢你的冰箱。你也可能会更仰慕自己的丈夫，他可真是个英雄，是他让你有机会经历这种"美妙的窘境"。如果他很温柔，还能理解你突然的愤怒或情绪爆发，那一定能博得赞许。看来，他成为完美父亲并斩获熠熠生辉的人生奖章将大有希望。然而，大多数普通男人却跟不上你怀孕时变化无常的坏脾气，经常感到很困惑。怀孕是夫妻两人共同的旅程。它可能让夫妻们变得比从前任何时候都更亲密，但也有可能引发你们之前从未有过的争吵。提醒准爸爸不该让孕妇不高兴，否则，只会让情况更加糟糕。

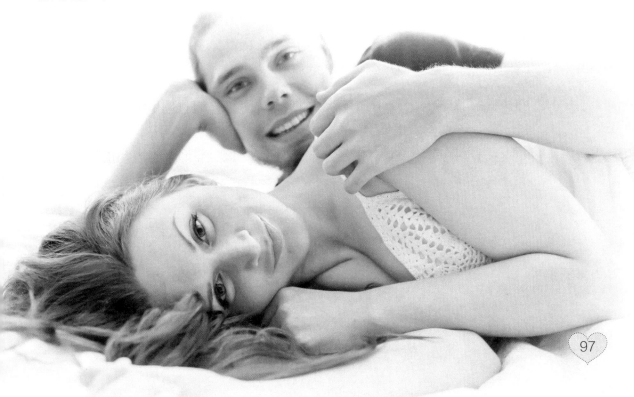

性感妈妈

怀孕时的性感和平常的性感有所不同。这是个非此即彼的命题：你要么不在乎它（以一种"真的不在乎"的方式），要么特别想拥有它，以至于你的欲望甚至会吓到你自己，还有你的邻居们。这里没有折中的道路。女性们有的选择其一，有的选择其二。大多数女人都选择了两个极端，这取决于情绪和激素。我的朋友莉迪亚在她第一次怀孕期间，让人感觉像是个神圣的处女。特别让她丈夫沮丧的是，她坚持在分娩前不发生任何性行为。但在她第二次怀孕时，却又变得热情似火，对性爱充满了无休无止的渴望（是的，你猜到了，她的确信仰天主教）。

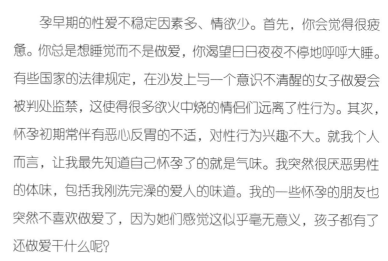

孕早期的性爱不稳定因素多、情欲少。首先，你会觉得很疲惫。你总是想睡觉而不是做爱，你渴望日日夜夜不停地呼呼大睡。有些国家的法律规定，在沙发上与一个意识不清醒的女子做爱会被判处监禁，这使得很多欲火中烧的情侣们远离了性行为。其次，怀孕初期常伴有恶心反胃的不适，对性行为兴趣不大。就我个人而言，让我最先知道自己怀孕了的就是气味。我突然很厌恶男性的体味，包括我刚洗完澡的爱人的味道。我的一些怀孕的朋友也突然不喜欢做爱了，因为她们感觉这似乎毫无意义，孩子都有了还做爱干什么呢？

如果在一天中你能找到一段短暂的时光，自己不感觉累，也不想探讨人生真谛一类的严肃话题，那么选择做爱就可能会非常美妙。但是，当你怀孕时这一情况却可能发生巨大的改变。你可能感觉质朴而敏感，能够自我满足不需要性。成熟点儿的丈夫可能会以一种更自信的态度来面对一切，宽慰自己并没有完全失去性生活。据说很多男人在自己妻子怀孕时会幻想其他女人。我丈夫说，我怀孕后他见到别的女性时不仅幻想和她们做爱，甚至会将她们视为怀孕对象。这不是个人行为，也再次印证了这个事实：男人（有时候女人也一样）是一种动物，有着最基本的本能。

怀孕期间丈夫的前 3 个月

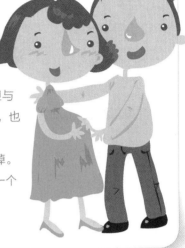

- 即使已经结婚 5 年了，男性也需要花 3 个月时间才能彻底跨过心理上的这个"坎儿"，认清自己已经不再是个单身汉了。
- 他会感觉自己也怀孕了。能激发母性行为的高水平催乳素和雌性激素，会存在于孕妇丈夫的唾液之中。但与怀孕女性不同的是，男性并不会因此而得到额外的关照，也不会有任何借口说自己感觉疲劳或是恶心。
- 他不理解为什么你会无缘无故地大哭，然后又把一切忘掉。他甚至会私下怀疑你是不是被外星人诱拐了，或是你被一个克隆人替代了。

工作

请病假

对大多数人，尤其是那些迫于生计的人来说，怀孕并不能影响她们的日常生活。一旦验孕棒上显示了怀孕，你就能摆脱所有重任，踏上去夏威夷度假的自由之旅，那么对你来说可真是迎来了一个美妙的世界。但如果怀孕的你还要一大清早拖着疲惫的身躯挤公交车，去令人窒息的办公室工作，那么这也真是个不公平的世界。现在的你真正需要的是卧床休养（一整天都在读像这本一样的育儿书）。加油吧，女王！咬紧牙关，努力肩负责任，经济需要你！但如果你真的感觉很累或是厌倦，而且所有方法都无济于事，那你还是去求助医生吧，直到感觉好些为止。许多怀孕并发症，比如糖尿病、高血压等都允许你申请病假。

如果你很生气，那我建议你躲开一天的工作。你也许热爱这项工作才去做，并对它怀有高度的责任感。正因如此，你特别关注的才会是如何处理好工作与怀孕之间的关系。母亲们创造了多知多能，而你作为一个孕育中的女性肯定也能做到这一切。但是，一定要保重自己的身体，不要搞得太累。记住，你和婴儿的健康永远都放在第一位，所以你要尽量避免压力。

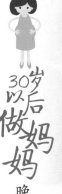

怀孕期间如何处理工作

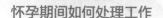

- **保证充足的睡眠**　通常来说，你每天需要 8 小时的睡眠时间。如果这意味着你晚上不能加班，那就毫不犹豫地早睡吧！午睡也很必要，如果天气足够暖和，你可以去公园里吃完午饭，然后睡个觉；若天气寒冷或潮湿，那可以预约一次按摩或保养，你可以躺下来趁这个机会睡上一觉。如果在你工作室的某个僻静角落里有个沙发，那就躺上去歇会儿吧。

- **吃得好**　尽量吃含有全麦碳水化合物的健康早餐，准备一份上午加餐时喝的果蔬汁。除了午饭和晚饭外，在上午和下午各加点零食，随身携带水，在办公桌和包里常准备些能够补充营养且易嚼的食物，比如水果、蔬菜棒、坚果、咸饼干和芝麻酱谷物棒等。

- **定时休息**　如果你长时间在电脑前工作，那可以每 30 ~ 40 分钟站起来走一走，也可以去趟洗手间。

- **把脚抬高**　找个凳子、盒子或箱子把你的腿和脚伸上去，垫个坐垫，并用靠垫支撑后背。如果你需要长时间站立，那就穿上性感的紧身衣。你可以一条腿弯曲放在凳子上，然后再换另一条腿，这样能减轻背部的压力。如果可能，尽量坐着（如有必要，也可以自带个折叠凳）。

- **呼吸新鲜空气**　利用午餐、上下午的加餐时段出去呼吸一下新鲜空气是非常理想的。深呼吸能让你的肺部充满氧气（城市里的女性们：要在植物附近呼吸新鲜空气，而不要在有汽车尾气的地方）。

● **定期活动和伸展** 保持血液流通顺畅，伸展双臂，将他们举过头顶或者勾脚尖，活动一下腰和关节。在安静的地方做些简单的瑜伽动作，例如：以办公桌为支撑点向前弯腰拉伸背部，或者做做下伏式动作等。

● **减少工作压力** 闭上眼睛，想象一下你在一个让人放松的地方，戴上耳机，听听音乐，做做白日梦，享受自己美好的一天。

● **穿着舒适** 穿着宽松的衣服、平底鞋和夹衣，这样有助于你适应体温的波动（从很热到很冷，又从很冷到很热）。

● **保持水分** 大量喝水和药草茶。减少饮用咖啡、红茶和碳酸饮料。

● **少做家务** 没有什么比回到家还有一大堆活要做更糟糕的了。尽量不做完美主义者。如果你有丈夫，让他帮忙做家务和烹饪。如果负担得起，你也可以雇一位家政工。可如果你还有其他孩子，丈夫也很懒，那你就只能全身而退了。

在工作中隐瞒自己怀孕的不利之处就是，别人会像对待正常员工一样对待你。这取决于你个人的感受和你工作的类型，你可能很想马上跑到老板那里说清楚。

你的决定还取决于来自评估、收购或即将裁员等的威胁。如果你在一家充满家庭友善的公司工作，那你可能会迫不及待地告诉大家自己已准备好接受鲜花祝福和弹性工作时间了。在第7章中还有更多的关于在工作中如何处理好"社交"的问题。

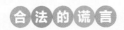

合法的谎言

如果你正在申请一个新工作或刚被面试了一个新职位，那你先不必透露你怀孕的消息。其实，即使他们问到你，你都可以否认。法律明确规定不能歧视孕妇，你也不会因为怀孕而被解雇。

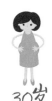

少些担心

如果你是位晚育妈妈，通常总会遇到跟你讲"恐怖故事"的人。官方应该把让孕妇担心的行为定为一项犯罪。怀孕本该是一段健康美好的时光，但由于增加了额外的负担，身体常会出现一些小毛病，这就会让你更害怕。你不能吃药，因为药物有副作用，还可能对胎儿有害，这一切再次加剧了你的恐惧。

也许你对补充性药物或全身治疗药物知之甚少，但怀孕将起到催化剂的作用。理想的全面治疗方法是为你量身定制的，没有任何副作用，对你和胎儿都是安全的。总体而言，全面治疗会让你更好地了解自身是如何运转的，会成为一次启蒙和增加力量的经历。如果你想得到全面的评估，那就去找接受过各领域专门培训的治疗师，比如一位好的理疗师。很多治疗都能让你感到很愉悦也很放松，这当然会对子宫里的胎儿有好处。

怀孕早期常关心的事

头晕

这是由于血液供给无法满足不断增加的循环系统的需求造成的。保持血糖稳定很重要。要吃得少、吃得有规律，还要摄取高蛋白食物。你也可以喝一些柠檬香茶或者用薰衣草精油香薰。冷热水交替淋浴、干刷按摩和顺势疗法等，也被认为对缓解头晕有所帮助。

便秘

因为肠壁肌肉开始松弛（还有之后来自膨大的子宫的压力），所以便秘成了怀孕期间相当普遍的问题。你可以通过有规律的锻炼和吃一些富含纤维的食物来防止它的发生。很多未烹饪过的水果和蔬菜都是理想的选择，比如梅子干、猕猴桃、亚麻籽、甜菜根、卷心菜和全麦等。你还要确保饮水充足，避免如白面包和白米饭等精制食物，这些会让便秘加重。如果你在服用人造补铁药，那也可能成为引起便秘的原因。你可以改用天然的补铁剂，如蓝莓营养液等，也可以多吃一些高铁食物。试一下沿顺时针方向按摩你的腹部。针灸能帮助结肠恢复自然运动。阿育吠陀治疗法（印度草药按摩）是在上床前喝一杯加了印度酥油的热牛奶（也可参见第8章中的"食物搭配"一节）。

头痛

激素改变、紧张不安、疲劳倦怠、脱水、饥饿和不良姿势等都可能导致头痛。你可以在光线较暗的房间里休息；在空气新鲜的时候出去散散步；也可以做做冥想；这些都对头痛有所帮助。头痛经常成为让你休息的信号，你要做的就是赶紧上床休息。有些头痛是由于血糖降低造成的，因此要遵循有规律的饮食。在头痛的部位冷敷和热敷是很好的补救方法，就像洗冷水浴和热水浴一样。可以用薰衣草或者薄荷油按摩太阳穴。针灸、针压、按摩和生物回馈法也值得推荐。

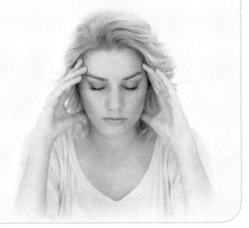

出血

出血会让你惊恐不已。因为看到血时，我们会立即想到可能要失去宝宝了。在部分病例中它的确意味着将要流产，但是并非所有的流血或血渍都要引起惶恐。这种事在很多妇女身上都会发生，而且原因也各异。如果它发生在怀孕的前几个月并且与着床无关，那可能就是子宫颈因为阴道检查或是性交被刺激到了，这也可能意味着你得了阴道感染。出血还可能发生在你通常的经期前后，因为你的激素分泌还不稳定。做个扫描检查就能让你放心，但却不能让流血停下来。如果咨询医生，他们通常会嘱咐你卧床休息，或是告诉你不用担心。我的朋友娜塔莉在怀孕第10周左右时出现了严重的流血，但医生确认她的妊娠一切安好。她和一位人体运动学家见了面，最后把原因归结为情感压力。因为那时，她很担心今后的生活、情感以及这第二个孩子会给生活带来怎样的变化。好在后来一切顺利，她生下了一个健康的女儿。

关于出血的更科学的解释是，在怀孕第10~12周之间胎盘接替了卵巢中黄体的功能，成为激素分泌的主体。流血并不是来自胎儿，而是出自仍未被占据的子宫内膜。这当然不会危及这个正在发育中的生命。

如果出血非常严重，那就需要立即去医院检查，因为可能会出现流产迹象。

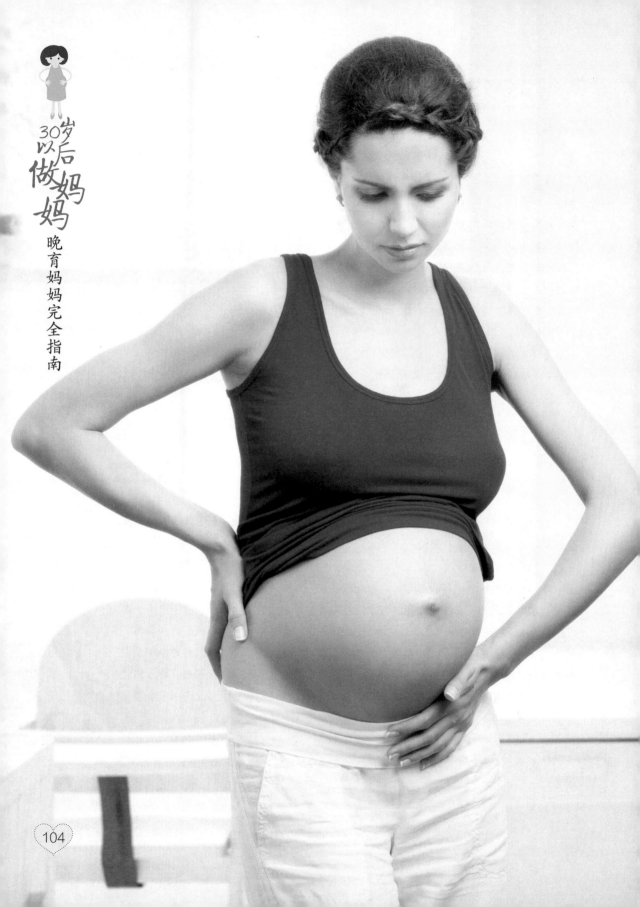

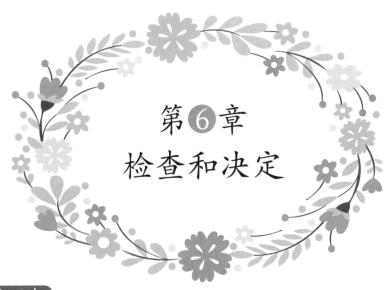

第6章
检查和决定

产前保健

在 20 世纪 40 年代之前，英国女性没有享受免费医疗。而现在，孕检却走向了另一个极端，就像新兵体检时那样严格细致。孕妇们得接受针刺、按压、穿刺、验血、查尿等一系列检查。分娩与健康研究的世界性权威米歇尔·奥当博士把它称之为"产科学的工业化"。一旦怀孕，你就会被拉进一个以发现潜在问题为焦点的魔鬼系统之中，这个系统坚不可摧，而且颇具创伤性。

产前检测越多对母亲和婴儿越好的说法并没有科学依据。研究表明，晚些时间开始做产前护理，或者减少就诊日程都不会有任何不妥。许多专家现在都在呼吁，该重新审视常规产前医学检查了。医疗人员发现，产前检查实际上能引起孕妇更多的焦虑，因为每项检查都多了一次让她们担心结果的机会。如果你 35 岁之后才怀上第一个孩子，那么许多医生都会认定你有患并发症的危险，尽管没有多少医学证据能支持这个消极的观点。许多研究表明，这枚"高风险"的标签增加了病人的恐惧，并由此产生她们的压力和情绪上的波动。研究还发现，医生的态度并未减少并发症的发生，反而使之增加了。此外，还有个危险，那就是过度用药的妊娠将会导致过度用药的分娩。

在许多社会的文化中，让一个孕妇烦恼是会被人嗤之以鼻的。在中国和印度的传统文化中，全社会都来保护孕妇，让她们感到轻松和愉快。他们相信母子骨肉相连，任何影响

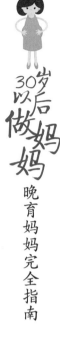

母亲的事情都会影响她未出生的婴儿。而在西方，任何事情都必须先得到证明，人们才会相信它。好在胎儿形成之初发现了越来越多的数据，让我们确信孩子的健康在很大程度上取决于早期在子宫时的状况，而且孕妇的情绪也会影响胎儿的发育。例如，压力能使皮质醇升高，而它会抑制胎儿的生长和大脑发育。

女人们与其把钱用在昂贵的医疗检查和扫描上，不如寻找让人更舒服愉快的方式，比如遵循私人定制营养计划、参加付费瑜伽课和集体游泳、按摩和接受其他一些治疗等。这些都能让她们感觉良好，从而能积极地面对生命中这个非凡而独特的时刻。与其去担心不必要的医疗过程，不如去寻求助产士的支持更有效，她们都受过良好的职业培训，更注重孕妇精神层面的引导。我敢肯定，腹中的宝宝也会更喜欢她们而不是超声波。

 我笃信自己是子宫的守护者，保护孩子免受针刺之苦是我的责任。我没去做B超，而是定期去做催眠。在怀女儿期间，我感觉自己已经完成了做母亲的大部分工作，我有责任为她打下安全的而不是恐惧的感情基础。

—— 希尔帕（著有《39岁生育健康宝宝》）

不必要的例行检查

很多女性会通过验血来检查贫血，但由于这项检查并未考虑怀孕时血量会增加这一因素，所以往往给出错误的诊断。医生开的补铁药常会导致便秘、腹泻、胃灼热以及抑制锌吸收等问题。女性们可以通过均衡饮食来获取铁元素。如果血液中含铁量确实很低，那么可以服用植物性补铁剂，比如蓝莓营养液等。针灸、针压、推拿、反射疗法对血流畅通以及铁元素的吸收也会有所帮助。

多数女性在孕晚期会出现血压升高，因此常被错误地告知有患子痫前期的风险。实际上，只有每24小时的尿液中蛋白质含量高于300mg时，你才属于子痫前期患者。

女性中大约有3%的极少数人会被检测出妊娠糖尿病阳性。如果你是其中之一，那么也仅能得到和其他所有孕妇一样的标准化建议，也就是定期锻炼、避免摄入过多精制糖、精制碳水化合物以及软饮料等。

力求完美

产前检查是另一个有争议的话题。一方面，对于任何担心孩子健康的人来说，产前检查被认为是一张安全网，或者至少是该受到赞扬。但另一方面，检查本身却产生了许多风险、问题和不确定性，破坏了妊娠经历的完美性。

在怀孕第 14 周之前，孕妇是不能做那些肯定能造成创伤性结果的产前检查的。比如，羊膜穿刺术要到孕中期才能进行，否则会导致不良后果。

没有人愿意生一个有先天缺陷的孩子。所以，当一个准妈妈被告知她的年龄恐怕会是个问题的时候，她自然就会非常紧张。在这个有点偏执狂的高科技社会，风险往往被高估了。就算有 96% ~ 97% 的孩子生下来都是完全健康的，人们还是会倾向于多做孕检。医生们并不责备散播谣言者，因为他们也害怕，不想被指责说没有尽到告知的责任。尤其是在涉及法律诉讼的极端例子中更是如此，医生们有责任让父母知道自己的孩子可能存在先天缺陷。这种"恐慌文化"的确能让人夜不能寐。当然，过多的产前检查肯定不利于促进胎儿与母体的联系。

> 这些检查从来不考虑孩子的利益，而仅仅就是为了排查，弄清楚孩子是否看上去健康。真不知道这种经常性的检查和分析会怎样影响到未出生的孩子。
>
> ——科琳娜（独立助产士，开办了自己的生育中心）

产前检查源于优生学运动，即所谓的"试图改善种族以及其基因组成"。它需要对一个生命是否值得存活做出微妙的判断。这一运动主张将堕胎的概念尽早引入到怀孕经历中，把消极情绪带进了本该是快乐的妊娠阶段。

所有的产前检查都不是法律要求的。此外，对于诊断结果你有知情权。

一个 40 岁的女性通常会被告知有 1% 的可能生育三体综合征婴儿。这可不是什么好消息。如果有人告诉她有 99% 的机会赢得彩票，那她肯定跑去买了。

女人自身会流产掉 95% 的有染色体缺陷的胎儿，而具有三体综合征的胎儿中有不到 5% 会存活到出生。

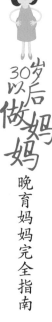
所有"高危"的女性都要经历产前检查。35 岁以上的孕妇就被归为生育先天性缺陷的高危人群。但是检查的结果却发现，有超过 95% 的人一切正常，胎儿并没有检查出任何预先估计的异常。

超声检查

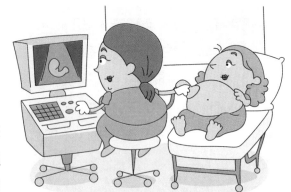

婴儿影像

超声扫描是通过高频声波的传导进行的，声波经过子宫内的液体、软组织和骨骼等不同部分表面的反射形成回声，这些回声被转化成影像显示在屏幕上。别指望宝贝的图像会是高清晰度的连续镜头，它其实更像是模糊而且很难分辨的图像。对于处在视觉文化社会中的我们来说，看到图像让我们感到怀孕变得真实。这是你看到宝宝的第一张快照，也是你和爱人激动无比的时刻。这有助于加强亲子关系，特别是对父亲来说更是如此。要张彩超的打印件吧，这会得到来自亲朋好友的一大堆祝贺，你也可以用它美美地装饰一下冰箱门。

超声扫描使用扫描笔或者传感器对你鼓起的腹部进行检查。有时为了得到更精确的读数，还会将一个像人造阴茎形状的精密装置放入阴道并来回移动，这个装置由一个干净的新避孕套包裹，外边再涂上光滑的凝胶。

有些情况下怀孕早期就使用超声扫描来确认胎儿的发育情况。在孕妇最后一次月经后的 4 周就能看到胎囊，6 周就能通过机器听到胎儿的心跳。超声扫描一般在 12 周左右进行，来检测出生缺陷。

有时会在 22 周后做一项详细的异常扫描，这种检查虽然无法排除染色体异常，但可以查出结构性畸形。通过测量胎儿的形体，超声扫描还能计算出预产期。有些专家认为这样会提高出生诱导率。医生会检查胎儿的脏器、胎位和胎盘的定位等，他们也已经能判断出胎儿的性别了。

做彩超检查可能比等待考试结果还让人紧张，因为你将知道胎儿是否会有问题。比方说如果胎儿停止了生长，那你就会当场得到这个毁灭性的消息。

超声扫描的安全性有多大

多数医疗人员会向你保证超声扫描是绝对安全的。虽然过去的 20 年来它已经变成了一个常规程序，但最新的发现却表明扫描并非完全无害。澳大利亚的一项大规模研究表明，频繁的超声扫描可能会抑制胎儿的生长。在另一项涉及 9 000 名芬兰女性的随机对照实验中，那些在第 16～20 周之间接受过扫描的人流产率会略高。美国的一项研究表明，每周扫描能使提前分娩的可能性加倍，增加了婴儿早产的风险。研究已经清楚地表明，超声扫描不能改善围产期结果。

超声扫描使体内的组织和羊水受热。研究人员认为高温会使气囊震动并破裂，从而导致中毒反应。据说胎儿会感觉扫描很吵而且频率很高，因为震动是在羊水中产生的。我们也不太了解它会怎样影响大脑。挪威的一项研究显示，超声扫描会提高左撇子的发生率，这表明了它对神经系统发育的影响。在 20 世纪 60 年代超声扫描刚兴起的时候，它属于高风险诊疗方式。虽然没有恰当的评估，但超声扫描还是迅速地发展起来。研究者们呼吁，要经常对超声设备进行检查，而且不能用于早期妊娠中。现在的超声扫描仪器种类繁多，但对于它潜在的长效影响却缺乏足够的研究。很多专家都建议尽量减少超声扫描的次数。

医生的建议

我在怀孕期间没做过任何的超声扫描和多普勒测试，而只用老式的产科听诊器来检查。直到我妊娠第 20 周时，助产士才听到了胎心。这按现在的标准来看已经很晚了！

如果你正在使用超声扫描，请考虑以下建议：

1. 减少超声扫描次数，避免不必要时使用。

2. 在妊娠 20 周前将超声扫描次数减到最少。因为大脑缺陷发生的最敏感时期处于第 10～17 周之间。

3. 如果确有超声扫描的需要，请去正规医疗机构请有经验的操作人员进行。

4. 最低程度地暴露在超声扫描仪器之下，并且时间尽量缩短。

——奥朗·菲德尔博士（著有《在 34 岁和 38 岁时生育》）

综合筛查

可选择的无创医疗手段将母血检测和胎儿超声扫描结合起来，用以鉴定是否有唐氏综

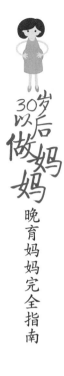
合征的染色体异常、遗传性心脏缺陷或脊柱裂等风险。

第一孕期综合筛查的优势在于检查是在怀孕早期，即第 11 ~ 14 周进行的。快速的检测结果能帮你决定是否进行进一步的诊断。通过分析血液中的激素水平，并用超声扫描检测胎儿颈后部的透明带，再结合你的年龄，从而最终给出基因异常的风险评估。

这个方法的缺点是，你并不能得到一个确切的诊断结果。结果可能会非常模糊，而且不会像羊水穿刺等创伤性检查那样精确。你得到的只是胎儿患上先天缺陷的统计学上的概率。这与你的年龄有关，年龄大结果就会较差。所有高于 1 ： 150 的概率都将视为阳性或异常结果加以处置。

你可以把孕早期综合筛查的结果与第二次的血液检测结合起来，后者可以在第 14 ~ 18 周进行。这种三联筛查或整合筛查更加有效，因为它使用了来自孕早期和孕中期的信息。据说 90% 的唐氏综合征可以通过这种方法检测出来。但是它的结果也只是一个统计概率，而不是具体的诊断结论。

在第 15 ~ 20 周，会做进一步的血液检测。四联筛查与其他筛查类似，它检测母体血液中 4 种物质。某些激素和甲胎蛋白值升高预示着患上神经管缺损的危险就会更大。这种方法的缺点是，只有 2% ~ 4% 指数异常高的结果才会有问题，这就意味着另外 96% ~ 98% 的女性会白白承受许多压力。

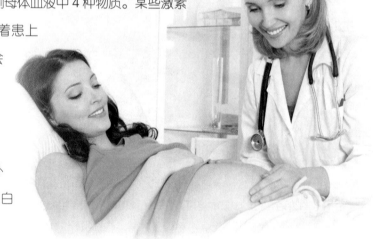

模糊的结果

如果筛查结果一切正常，大部分情况都会如此，那么你就可以松一口气啦。你可以"遵循医嘱"去享受怀孕的过程，并取消更多创伤性的检查。但是，不管冰冷的统计数据是令人欣慰还是让人伤心，都值得我们进一步去解读和思索。有很多看起来有问题但不一定真有问题的假阳性诊断。你本希望得到安慰，但结果却让你变得更加不安，自己陷入了曾希望避免的压力之中。

> 当我 39 岁生第一个孩子的时候，筛查结果是处于安全的临界点。因此在 43 岁再次怀孕时，我知道坏结果的可能性会更高。但是这一判断只是来源于电脑程序，并没有人将你和其他 43 岁的女人做过比较。我仔细研究之后，决定去另一家采用不同系统的诊所。医生打电话告诉我有 3.3% 生育畸形胎儿的可能。我很恐慌，预约了羊膜穿刺术。但其实最终的筛查结果却是 1：273，是医生夸大其词了。整件事让我压力重重，都是因为那些冷酷的数字和我那太大的年龄所致。
>
> —— 莫妮卡（著有《39 到 44 岁生育健康宝宝》）

如果你因为一项非创伤性筛查结果差而决定终止妊娠，那就意味着你或许会失去一个健康的胎儿。你可以去做更精确的诊断，包括进一步的验血、扫描或更侵入式的检测。但是，在了解了这些之后你还会做什么吗？假如你用了很长时间才怀上孩子，或者已经开始做孕检，那么在任何情况下你都不愿意失去孩子。也许你没法喜欢一个有先天缺陷的孩子，宁可不冒这个风险。很多人都无法确切知道检测结果差到底意味着什么，所以直到相关的更多信息出现之前，她们会将堕胎的决定一推再推。

> 我并不奢望惊喜所以去做了进一步检查，但就算孩子被诊断患有唐氏综合征，我也不会堕胎。我只想提前知道结果，然后好好准备。
>
> ——多尔（著有《38 岁生育健康宝宝》）

大多数执业医师会建议年龄超过 35 岁的女性采取无创性孕检。记住这一点很重要，那就是结果异常的可能性非常小。即使是那些不幸被诊断为阳性（即差的）结果的女性，最后也有高达 90% 的人生下了健康可爱的宝宝。

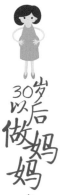
> 我做了三联筛查，结果是唐氏综合征阳性，而且发生的可能性非常大。幸运的是，我丈夫迈克尔却坚信孩子绝不会有问题，所以后来我尽量不去想这事了。不过在孩子出生的那一刻，我还是惊恐地想马上知道她是否真的患病。宝宝是健康的，医护人员都不明白我为什么会那么担心。正因如此，这也成了我没有再要更多孩子的原因之一。
>
> ——克莱尔（著有《36岁生育健康宝宝》）

绒毛取样

绒毛取样是一种侵入性的产前检查，它从胎盘中提取组织样本，并且进行遗传病检测。可以检测唐氏综合征、家族黑蒙性痴呆症、囊胞性纤维症和镰状细胞贫血等疾病，但却无法给出解剖学或神经管缺陷方面的结果。

一种方法是使用超声波定位胎盘位置，经由阴道和子宫颈提取细胞样本。另一种方法是将探针插入腹部提取样本。两种方法都需要约30分钟时间，而且可能会稍感不适。

绒毛取样的主要优点是在第11～14周之间进行，这要早于羊膜穿刺术。需要一两周后出检测结果，通常会非常准确。

绒毛取样最大的风险就是有大约2%的流产率。大多数人在权衡利弊后再决定，只有当她们检测出问题的概率大于流产概率时才进行绒毛取样检测（有人称这叫赌博）。绒毛取样还存在其他风险，比如感染、阴道出血和羊水渗漏等，所以必须找正规可靠的医护人员操作，术前术后也要保证充分的休息。

> 我40岁时做了羊膜穿刺术。由于医生很年轻又没经验，所以手术的创伤性很大。她试了三四次都不行，而我一直都在发抖。最后她终于成功了，还让我回家大喝一杯。我很生气，也许她现在应该做得不错了吧。当我再次怀孕时，我又做了一次绒毛取样检测。这个医生很有经验，但那时他在与同行交流医术，所以让我感觉自己就像是个标本一样。因为探针有夹到胎儿脚趾或手指的危险，所以会很棘手。医生告诉我说做完会流点血。我回到家待了一段时间，然后打电话问他："我会流产吗？"他的回答是："你也许会没事的。"我流了整整3天的血。真该问问自己这么做值得吗？
>
> ——宝芬妮（著有《40和42岁生育健康宝宝》）

羊膜穿刺术

羊膜穿刺术，是目前最常使用的侵入式检查，多用于 35 岁以上的女性。很多人原本选择做羊膜穿刺术，但当她们感觉到胎动之后却改变了想法。坊间证据表明，在最后时刻放弃治疗的也大有人在。

羊膜穿刺术被视为产前检测方面的一大突破，它能提供关于胎儿基因和现状的很多信息。从包裹胎儿的胚囊中取出少量含有胎儿组织的羊水，并进行 DNA 测试，以检查基因的异常情况。

绒毛取样时你要平躺，操作者使用超声波对胎盘和胎儿进行定位。患者可以进行腹部麻醉，但因为麻醉注射也很疼，所以很多女性选择直接接受针刺。绒毛取样时将一枚长长的空心针插入你的腹腔，取出子宫中胎儿周围的一些羊水。整个过程通常在半个小时内完成。

羊膜穿刺术的优点是，它是目前存在的检测染色体疾病的最精确的手段，唐氏综合征被检测出的概率高于 99%。然而，它却无法测出所有的先天缺陷，如结构性或发育性的问题等。即使测试结果良好，人们也不会停止担心，也不会完全消除生活中的不确定性。

> 你不能把年龄归类到高风险因素里。每一个女性，不论年龄多大，都有可能生育有缺陷的孩子。唐氏综合征只是一种疾病，还有成千上万的其他情况你无法筛查，永远都无法确保100% 的安全。
>
> ——**科琳娜（助产士）**

羊膜穿刺术主要用于孕中期的中段，也就是第 15 ～ 18 周之间。有时也可以做得更早，但由于那时羊水还较少，所以风险也就较大。样本需要先在实验室中培养，然后等 1 ～ 3 周后才能拿到结果。这也意味着如果真有问题需要终止妊娠，那么堕胎也只能推迟进行。这样一来会使患者的肉体上和精神上更受折磨。虽然有数据表明羊膜穿刺的流产率仍有约 1%，但它毕竟要比绒毛取样更安全。轻微的痉挛、流血或羊水渗漏等有时也可能发生，但不用紧张，测试后只要好好休息几天就好了。建议你在检测前一周就要开始多喝水，因为缺水会影响羊水量。胎儿或许不太喜欢这个检查过程，扫描图像显示他们有时会"很生气"，或者试图摆脱探针的"骚扰"。

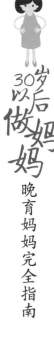

检测结果呈阳性

我们生活的世界是多么反常啊，"阳性"的结果竟然并不是我们所希望的。如果你的绒毛取样或羊膜穿刺术的诊断结果呈阳性，那么仍然还有补救措施。首先，你可以重新再测一遍来确认结果。并不是所有染色体模式都易于解释，实验室的错误也并不鲜见。很多变数来自你所接受的诊断，有些情况是可能治愈的，一些经常发生的"小毛病"，并不会发展成严重问题。一旦发现胎儿存在缺陷，通常认为要选择堕胎，但这么做肯定也会有压力。花点时间好好想想再做决定，以免将来会后悔。

知道自己怀的孩子有缺陷可能会引发矛盾的情绪。你也许感觉到了遭受打击、被异化和气愤等。但同时这也可能焕发出你强烈的母性，去呵护这个极度脆弱的小生命。

没人能决定一个人患有何种残疾才有资格活下去。你只能决定自己作为父母，是否能承担得起由此带来的责任，以及是否愿意为此献身。去找个患有相同残疾的人跟他相处，这会有助于你亲身感受一下可能要面临的生活，至少你也会对由此带来的牺牲和回报有所了解。从家庭成员那里你也能了解到他们对这件事情的感受，以及经济上和情感上的问题。

怀孕早期常关心的事

唐氏综合征

　　唐氏综合征是最常见的染色体异常。阳性的结果意味着你的孩子可能要承受心理上和生理上的困难。羊膜穿刺术只能筛查出21三体的存在，却不能测出孩子发育的迟缓程度。一些唐氏综合征患者有严重的健康问题，但也有许多人却能安享生活，健康长寿，甚至做出非凡之举。如果你的检测结果呈阳性，则很有必要去认真研究一下这究竟意味着什么，并且要跟那些患者的家庭或支持团队保持联系。

三体性

　　有些类型的三体性会比较严重。13三体和18三体能导致婴儿出生后迅速夭折。由于无法准确预知某个先天缺陷的破坏性，所以你也就无法知道孩子能活多久，以及要承受多大痛苦。是给孩子一个生存的机会呢还是让他免遭痛苦？到底哪种选择更符合伦理呢？这是父母们最难决定的选择，而且也无法找到明确的答案。

堕胎

对于那些已经下决心要终止妊娠的人来说，接下来的问题就是如何渡过堕胎的难关了。在任何情况下，堕胎都不是那么容易的。特别是当你要失去一个特别渴望得到的孩子时，则会更加让人心碎。在很长一段时间里，你的内心都会充满懊悔和内疚感。

堕胎流程各异，但总体上大都一致。在怀孕的前 12 周，通常会采用一种抽吸技术而不需扩张宫颈。在第 15 ~ 24 周，则需要扩张宫颈，使用外科器械和抽吸装置清空子宫，这叫作扩张和吸取。在第 24 周之后，由于胎儿在理论上已能脱离子宫独立存活，所以此时堕胎会涉及伦理和法律问题。在第 26 周之后，除非涉及很严重的胎儿畸形或是已威胁到母亲的生命，否则堕胎很少实施。

围绕堕胎的法律问题因国家不同而各异，很少有哪个话题会引起如此多的公众争议。假如你曾和朋友辩论过是否该支持堕胎合法化，你可能会对他们强烈的观点感到诧异。这确实是一个非常私密和高度敏感的问题。

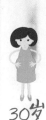

晚育妈妈完全指南

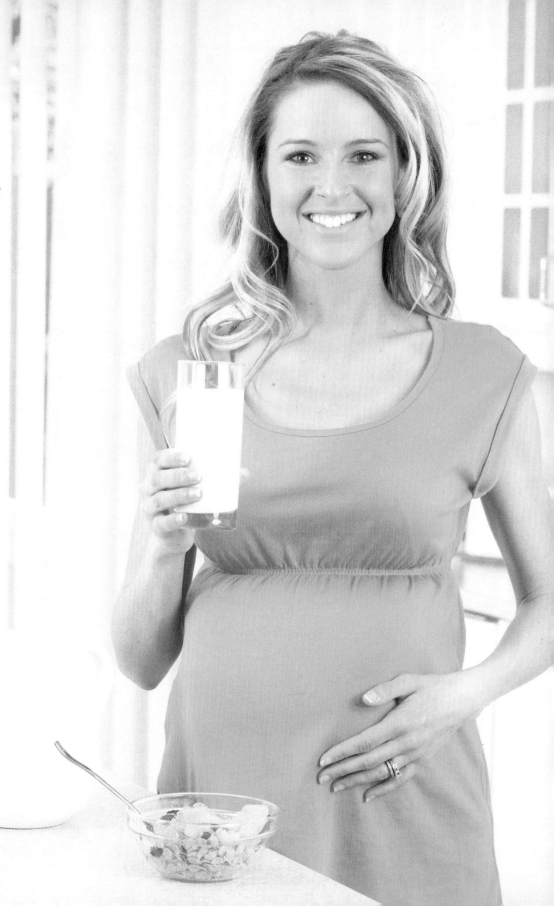

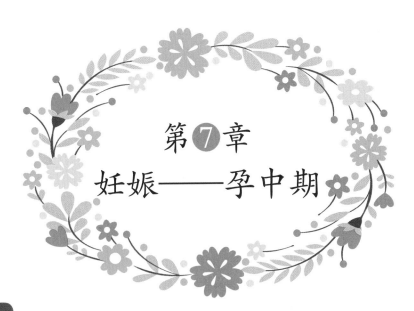

第 7 章
妊娠——孕中期

胎儿

第5个月 第17周	胎儿有你的手掌那么大，头臀长在 11 ～ 13cm 之间，体重已达 100 ～ 150g。脑细胞每分钟增加 25 000 倍，胎儿的体脂开始形成。心跳频率大约是你的两倍，每分钟 140 ～ 150 次。
第5个月 第18周	现在，胎儿的飞速增长开始稍微减缓，头臀长约 14cm，大约 150g 重。胎儿通过脐带从胎盘获得营养和氧气，这两个系统相互连接却又完全独立。
第5个月 第19周	胎儿现在重约 200g，头臀长约 15cm。他的神经系统进一步发育，能听到响声并做出反应，他也能够感知到光线和黑暗。
第5个月 第20周	此时胎儿头臀长约 17cm，重约 260g。因为子宫的空间充足，他能够踢、转、扭、击打等，非常活跃。胎儿的皮肤被一层多脂的"白色外衣"，即胎儿皮脂包裹着，避免接触周围的羊水。这层"外衣"是由胎儿皮肤中的腺体产生的。
第6个月 第21周	胎儿四肢成比例了，头臀长大约 18cm，重约 300g。他不停地吞咽、消化和排泄，研究表明，一个胎儿可以在 24 小时内喝掉约 500ml 羊水。
第6个月 第22周	胎儿达到了出生时一半的体长，头臀长 19cm，重约 350g。指甲、眼睑和眉毛清晰可见，舌头上开始形成味蕾。
第6个月 第23周	胎儿的体重开始明显增加，达到约 450g，头臀长已达 20cm，身体变得更圆了。他的皮肤是半透明的，在脂肪沉着体产生之前，你可以看见里面的静脉、器官和骨骼。神经元完全与肌肉相连，脑电波图形据说已与出生后的类似。

第6个月 第24周	随着脂肪的增加以及器官、骨骼和肌肉的进一步发育，胎儿现在头臀长已到21cm，重量达540～680g。胎儿的面部到出生前不会有大的变化，已长出眼睑和睫毛，头上已有头发（生下来不是光头的宝宝们）。
第7个月 第25周	胎儿现在头臀长22～23cm，600～700g重。他的毛细血管里充满了血液，声带开始工作，所以可能不久你就会觉出他在打嗝。如果孩子现在出生，那也很有可能成活。
第7个月 第26周	胎儿个头明显大了，有的孩子已重达900g。正常情况下，胎儿重量是650～700g，头臀长约23cm。胎儿有明显的睡眠和清醒规律，你可能会知道他什么时候特别活跃，什么时候可能在睡觉。胎儿的各种感官都发育良好，包括味觉、嗅觉、触觉和听觉。此外，眼睑也开始开合。
第7个月 第27周	从现在起，测量胎儿的身高要从头到脚，而不是从头到臀了。这样一来，胎儿的身长增加了约10cm，小毛头已经从原先的24cm长到了34cm，体重达到750～900g。
第7个月 第28周	胎儿现在的重量超过了1kg，身长达35cm，他变得越来越丰满圆润了。大脑的沟槽和凹痕也在不断发育，神经元连接的复杂网络正在形成。

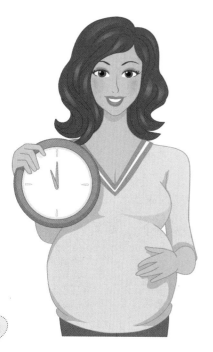

我

属于自己的时间

由于恶心和焦虑都已过去，孕中期往往是最容易度过的。大多数孕妇开始亲自见证、感受妊娠，也能乐享其中。要抓紧啊，因为时间已经过去三分之一了。请尽情享受生命中这段非凡的时光吧！一切美好终将过去，当我们回首往事时，多希望自己不曾虚度。

如果这是你第一次怀孕，那你就更有理由去做自己想做的任何事情。要知道，在你生育后的数月甚至是数年里，保持生活的独立和自由将变得很难。这或许也是你当初不想早当妈妈的原因吧。

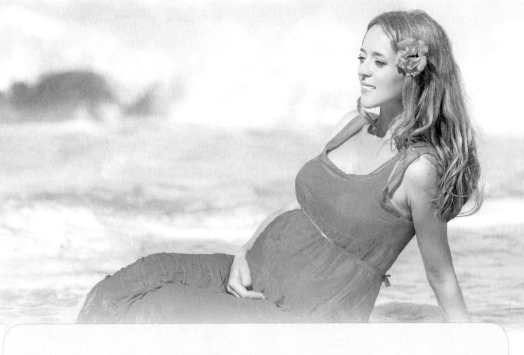

趁你还能做，赶快做吧

- 参观博物馆、画廊、摄影展，去优雅的餐厅以及幽静别致的地方。
- 煲电话粥、涂指甲油（一定得是环保产品）、吃巧克力。
- 坐在图书馆，选一本感兴趣的书，安静地享受阅读的乐趣。
- 游泳，最好能去海中潜水，体验一下不可思议的失重感觉。
- 预约做美容、做发型、花时间享受美食。
- 和朋友逛街购物，不赶时间，精挑细选，逢店必进，件件试穿，然后买上一大堆没用的。这恐怕是你最后一次能像个 20 岁少女那样疯狂购物吧。
- 做做瑜伽静修或冥想，这会让你们母子都受益，没有什么比这更划算的了。
- 周末睡个懒觉（平常可以的话也行），躺在床上看看报纸，仔仔细细从头读到尾。
- 尽情地去看电影，把"必看影片"一网打尽。
- 在你家附近花上几个小时闲逛，要慢条斯理，最好还能漫无目的。当了妈妈以后做什么事都要有效率，闲暇的时间寥寥无几。

现在正是出去旅行的好时机。相信我，这是最佳时机。和丈夫、朋友一起或是独自去旅行吧。你最好能去那些有异国情调、阳光灿烂，并且路途遥远的地方。事实证明，去一个能让你精神放松和心情愉悦的地方旅行，对宝宝和他的发育会颇为有益。现在他在你的肚子里是那么安静乖巧，以后出去旅行可不会这么轻松了。

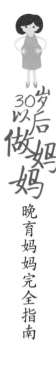

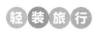
轻装旅行

● 带上旅行时吃的零食，如果是长途旅行，准备好三明治或打包的午餐。

● 如果你要长距离飞行，那么有必要穿提臀裤袜。多喝水，就算是常要打扰邻座去卫生间也别在乎，最好在飞行前后都多喝些水。

● 在飞机上多走动以防止痉挛。

● 使用带滚轮的行李箱。希望有人帮你拿行李，但有时难免也要自力更生。在穿过机场长长的走廊时，滚轮拉杆箱可以派上大用场。

● 带些舒服、不易起皱、易于洗涤的轻薄衣服。

● 带上病历，以备不时之需。

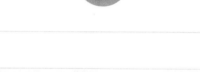

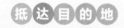
抵达目的地

● 确保有规律的饮食和饮水，如果天气很热则更是如此。多吃当地的新鲜水果，如果不放心，最好削皮后再吃。

● 赤足走走路，从阳光中吸收维生素 D，从大地中吸取负离子。这种"接地气"的做法，能把手机和电脑带给我们的有害正离子中和掉。

● 如果你在海边或乡下，走远一点，给自己和腹中的宝宝唱首歌。

你的生活如何影响胎儿的生活

　　前 9 个月能够影响人的一生。基因决定了发展的可能性，但真正能决定命运的是我们的成长环境。这一结论是由细胞生物学、胎儿起源及基础健康研究领域的科学家和研究者发现证实的。细胞形成所处的子宫内环境对胎儿的身心发育、行为特征、性情甚至智力水平都起到关键作用。由于胎儿一直在不断地学习和适应即将进入的世界，所以他的细胞开启了在子宫中不断调整的过程。孕妈妈经历的每一件事，包括饮食、呼吸、思考的事情以及感受的情绪等，都会对宝宝的发育产生影响。

母亲和胎儿一直通过胎盘和脐带紧密联系着。母亲的每一次生理变化都会通过血流中的激素传递到胎儿那里，进而影响他的神经、激素和免疫系统。母亲也会潜意识地与自己的宝宝交流，反之亦然。测试表明，母亲和胎儿的行为协调一致：一起睡觉，一起做梦。如果一位孕妈妈听到了孩子的啼哭声，那么腹中胎儿的心跳就会加速。就连妈妈只是想想心烦的事，胎儿也会跟着心跳加速。聆听舒缓的音乐能让胎儿的心跳平稳下来。这一科学新发现向我们展示了人类在步入这个世界之前是如何在妈妈腹中就准备妥帖的。

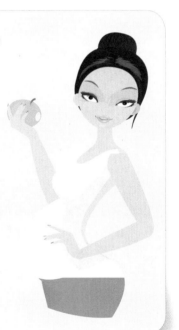

让人兴奋的孕中期

- 你开始感受到了胎动，没有什么比这更让人兴奋的了。
- 不管是在洗手间、机场安检口、还是在餐厅，你都可以理直气壮地走到排着的长队伍最前面。如果有人抱怨，你只需要对他笑笑、耸耸肩，然后指指自己的肚子。
- 你完全有理由去坐公交车上的孕婴专用座位。
- 你完全有理由反驳任何一位质疑这项特权的人。
- 你可以在瑜伽课结束之后很长时间都不去换衣服。
- 就算你打嗝、放屁或像个粗人那样狼吞虎咽，也不会遭人抱怨。
- 即使你的行为毫无"淑女范"，也不会有人在意。
- 只要再等半年多点，宝宝就会冲你微笑了。无论是谁，只要想想这些，心都要融化了。

当下要考虑的事情

我该在哪里生孩子呢？该怎么生呢？你不妨现在就去读一读第9章，想想自己会怎么选择，做出决定，然后写写生育计划。请记住，一切并非一成不变。

我应该参加产前培训班吗

是否要去参加产前培训班取决于你自己。如果你对生育确实心里没底，那么去学学也不失为一个好主意。要根据自己所住的位置，选择优秀的培训机构。

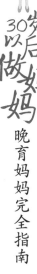

营养

以胖为美

很多女人都担心怀孕会让她们发胖。但是你要知道，怀孕时身体需要补充营养，也需要拓展空间，因为有个小生命要在此安家。腰线消失了并不足为奇，以后你完全可以见证奇迹，重回怀孕之前的体形。怀孕时你越健康，以后恢复起来就越容易。大快朵颐的时候人们都会感觉很爽，但看到鼓起的肚子是不是又后悔了呢？过度饮食能导致身体的毒性反应，所以最好只吃八分饱。实际上孕妇并不需要太多的热量。妊娠 4 个月后，所需的热量才会略有增加，但也只需额外的 0.8 ~ 1.2kJ，相当于 3 块水果的热量。

如果你爱吃甜食

现在有办法治疗甜食依赖了。木糖醇，属于治疗型多糖营养素，是一种低血糖、低热量的甜味剂。它从水果和桦树皮中提取，是 100% 纯天然的食材。木糖醇看上去、尝起来都像糖，但却不会引起胰岛素释放，所以你可以用它来烘焙面包或制作甜品。

蜂蜜中含有抵御疾病的抗氧化成分，可以用在草本茶中，是糖的不错的替代品。但是蜂蜜的热量较高。

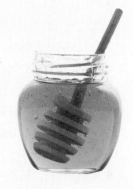

聪明宝宝

对胎儿大脑发育起重要作用的营养成分是不饱和长链脂肪酸（EFA 或 DHA），特别是来自 Ω–3 链的成分。它和叶酸一样，是孕期饮食中需要加入的重要成分。DHA（二十二碳六烯酸，又名脑黄金）常见于深海鱼（主要是沙丁鱼）、海藻和种子油（亚麻、大麻、紫苏、鼠尾草）中。这也是为什么孕妇每周要吃两次油性鱼类的原因。来自食物链底端的鱼类，如沙丁鱼、凤尾鱼、鲱鱼和巴浪鱼等，受重金属污染较少，而 Ω–3、蛋白质和矿物质含量却很高。如果你还是担心，那么可以在饮食中加点香菜，这样就能大量减轻汞的危害。如果你是素食主义者，或者不吃鱼，那么可以吃种子油和海藻，比如海洋浮游植物，它们是地球上营养浓度最高的食物。你还可以服用海藻提取的脑黄金。鱼类实际上也是从海藻中获取脑黄金。

海 藻 和 海 草

　　众所周知，这些简单的有机物构成并维持着地球上生命的基础。海菜中富含人体所必需的矿物质、蛋白质及各种营养物质，可以促进细胞再生和排毒。它们还能影响全球的气候，一吨海藻能吸收两吨大气中的二氧化碳，并释放出氧气。

吃沙丁鱼，开心……歌唱

　　这是米歇尔·奥当博士说的一句话，也是他写的一篇文章的标题。在文章中，他指出了什么对成长中的胎儿最重要。科学研究发现，压力激素皮质醇会阻止不饱和脂肪酸的代谢。一个快乐的妈妈更容易吸收胎儿发育所必需的不饱和长链脂肪酸，因此唱歌对胎儿的生长颇为有益。尽情歌唱吧，从颂歌、流行歌曲、歌剧，到跳舞、开怀大笑、敲鼓都可以，做所有能让你开心的事情。

妊 娠 期 禁 止 食 用 的 食 品

- 大量的鳗鱼、鲨鱼、剑鱼、金枪鱼、国王鲭和旗鱼，它们的污染物含量较高。
- 没有事先冷冻的生鱼片，可能含有寄生虫。
- 没熟的肉类（比如生牛排等），可能含有弓形虫。
- 过量的动物肝脏或肝脏制品，含有维生素 A，可能导致先天缺陷。
- 散黄的鸡蛋可能携带沙门氏菌，把鸡蛋完全煮熟即可解决。
- 软而发霉的奶酪，比如布里奶酪、卡芒贝尔奶酪、斯蒂尔顿奶酪和山羊奶酪等，它们可能含有导致流产的李斯特菌。

岁
以后
做
妈
妈

晚育妈妈完全指南

减少摄入的食品（如果可能最好不吃）

- **咖啡因**　每天喝咖啡超过 4 杯能引起流产。事实证明，咖啡对加速婴儿的心跳频率和肾上腺素水平都远高于成年人，它在婴儿血液中存留的时间更长。咖啡和茶对母亲都不好，因为咖啡因能引起脱水，导致钙流失，抑制铁的吸收。
- **酒精**　你每喝一口酒，都会全部进入到胎儿的身体系统里。有些女性在怀孕期间有少量饮酒的习惯，但最新的研究建议大家最好完全戒酒。
- **精制碳水化合物**　白面包、精白米、精制谷物、蛋糕和饼干。
- **精制糖**　它只能提升胰岛素水平，抑制免疫系统功能。
- **饱和或氢化脂肪**　超市中大部分的加工油，要用冷榨油代替，不要吃油炸食品。
- **低脂食品**　含有化学添加剂和调味料。
- **增味剂**　味精（谷氨酸钠）和防腐剂，如硝酸钠。
- **高果糖谷物糖浆**　见于果酱、软饮料、烘焙食品中，也用于汤料、意大利面酱和谷类食品中。
- **人工甜味剂阿斯巴甜和糖精**　这些神经毒素能破坏脱氧核糖核酸，引发脑瘤、慢性病和不孕不育等；研究表明它们在胎儿组织里的代谢很慢。丹麦一项针对约 6 000 名孕妇的研究表明，每天喝一杯低糖汽水的女性早产的概率升高 38%。每天喝 4 杯，概率上升到 78%。

强调一下，在我怀着儿子的时候，我正在完成达沃斯世界经济论坛闭门会议的一个写作任务。在一次特别的高级聚会上，一位耶鲁大学资深的医学教授主动给了我一些私人建议："怀孕时，不要喝软饮料。"他的话掷地有声、一针见血。在你购物时，一定要阅读标签，弄清楚你买的到底是什么。这或许意味着你在超市花了两个小时，出来时却只买了 3 样东西。不要过分担心，偶尔喝一次汽水并不会伤到宝宝，但切忌喝个不停。也请查阅下一章的内容，找找你能吃也应该吃的食品。

当"罪过"不再受鄙视

如果有一件事能让你放心大胆地去吃冰淇淋，那就是你怀孕了。如果你非要在凌晨 3 点吃炸玉米片，那就去吃吧，这总比失眠好。怀孕就是随性而为的时候。实际上，下面这则消息能让你很开心，那就是：吃巧克力对怀孕是有好处的。研究表明，巧克力可以降低高血压和子痫前期的发生风险，特别是那些用真正的可可做成的巧克力。众所周知，巧克力让人开心。

伸展

瑜伽妈妈 话题二

孕中期是锻炼力量与活力的最佳时期。尽管很多人感觉练习蹲坐会很疼，但它能够安全有效地增加孕妇的力量，而且这个姿势在分娩时也可能多次用到。可以学习做些不同的姿势来适应你改变的体型，但要避免压迫子宫。实际上你是在给宝宝"营造空间"。模仿猫、牛和婴儿等的姿势对缓解下背部疼痛都大有帮助，背疼是孕期最常听到的抱怨。

芝麻小事在怀孕时也成了大事。如果你不想再在打喷嚏时出现尿失禁的话，那么做好骨盆控制很重要。你可以随时随地地练习缩紧和放松骨盆肌肉，瑜伽中把这叫作"会阴收束法"。拉紧阴道和肛门处的肌肉，坚持几秒后放松，锻炼次数越多就会越有效。

> 我们说的骨盆练习，并非只是增加骨盆的力量，你不要让肌肉变得硬邦邦的。你要学会的是该怎样在分娩时收缩和放松，这与控制呼吸并保持稳定有关。
>
> ——林妮·罗宾孙（普拉提导师）

 普拉提

普拉提是能增强人的柔韧性的一项低强度运动。可以参加一个普拉提课程或者找一位教练来了解它的独特之处。

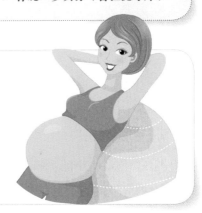

很多女性在孕中期时都很喜欢做孕期瑜伽。如果是全职雇员，她们还能享受带薪休假去参加产前瑜伽班。但对很多女性来说，这也是唯一让她们从百忙之中得以解脱的时光。躺下来，深呼吸，享受一切，这让她们有机会关注自我，审视自己的新角色和腹中的宝宝。瑜伽能让母子联系起来，并让她们都平静下来。你要知道，练习瑜伽时你是在为两个人呼吸。

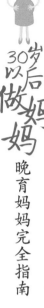

我每周都花三次时间静静地关注自己和宝宝，效果让人难以置信。我发现自己如此放松，感觉身体像是在养精蓄锐，从生理上和心理上都更加强健。这让我充满了力量，生孩子也变得不那么痛苦和害怕了。

——雅茨（38 岁生宝宝）

除了能促进你们母子相处外，产前瑜伽班也能让你与其他经历相仿的女性认识并熟悉起来。讲述和分享信息对彼此都很有帮助，很多一起做瑜伽的准妈妈成了一生的朋友。

放松

颂歌妈咪

孕中期是妈妈们吟唱颂歌的好时光，因为胎儿从 16 周开始就能听到声音了。唱颂歌除了能让母亲放松外，也能使胎儿安静下来。颂歌就像是发送给子宫中胎儿的一条语音信息，宝宝能感受到，也能听得到。事实证明，孩子出生后能够辨认出曾在子宫中听过的声响和乐曲。正因为如此，要想让出生后的宝宝安静下来，那么给他唱唱颂歌就会起到立竿见影的效果。

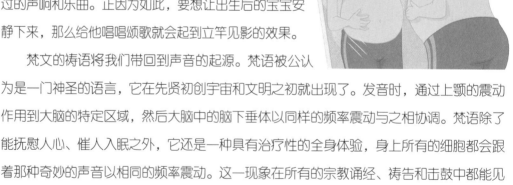

梵文的祷语将我们带回到声音的起源。梵语被公认为是一门神圣的语言，它在先贤初创宇宙和文明之初就出现了。发音时，通过上颚的震动作用到大脑的特定区域，然后大脑中的脑下垂体以同样的频率震动与之相协调。梵语除了能抚慰人心、催人入眠之外，它还是一种具有治疗性的全身体验，身上所有的细胞都会跟着那种奇妙的声音以相同的频率震动。这一现象在所有的宗教诵经、祷告和击鼓中都能见到。在梵语中，原始的声音和颂语都非常简单，瑜伽课开始和结尾时常会吟唱它们。

有一首很棒的孕期颂歌是印度的母亲们唱给孩子听的：智慧之母。它是一首在产前和产后都能吟唱的美妙的摇篮曲。

光彩照人

呵护妈妈

怀孕的女士都喜欢涂抹润肤油和乳液。一是因为抚摸腹中圆鼓鼓的小宝宝感觉很棒，二是因为这样做能增加肌肤的弹性。我们谁也不想长妊娠纹，因此就要尽量避免它的出现，理想的方式是要控制体重慢慢地增加。但如果我们没能做到，那就试着去"抹掉它们"。植物精油可以渗入到深层皮肤让它呼吸：霍霍巴油、鳄梨、芝麻、小麦胚芽、扁桃和橄榄油等都非常有效。而昂贵的抗妊娠纹膏则未必有用，因为以石蜡为主的乳霜只能停留在皮肤的表面。

孕期的皮肤并非总在生长，有时它会发痒、肿胀和长斑点。有 1/2 ~ 2/3 的女性不出所料地出现了色素沉着。暗色皮肤的人会出现浅色的斑点，而浅色皮肤的人会出现深色斑点。黄褐斑，又名妊娠面斑，主要出现在脸上，日晒会更严重。但是，不要躲在屋里狂补锌片，学学迈克尔·杰克逊的装扮吧：戴上帽子和太阳镜，尽量待在树荫或凉爽的地方。有人推荐在受损皮肤的部位涂抹雏菊浸泡液（每杯水加 2 ~ 4g），也可以用芦荟胶或是红洋葱片涂擦。黄褐斑通常在产后就自行消失了。

采购孕妇装

当你步入孕中期，是到了该给衣橱增加点新成员的时候了。别让自己因为体型的改变而引发危机，把这当成你购物的理由吧，去实体店或网店都行。哇，购物！可现在这个词怎么不那么有吸引力了呢？或许是因为你最关心的事已经改变了吧？

孕妇装最关键的是要"以少为多"。你不需要买很多衣服，因为你很可能会一直就穿那么几件。而且虽然你现在不愿意相信，但你一定会变得更胖，而且有的部位可能更甚，比如说臀部。关键是要买些必备的衣物来搭配出层次感，并根据气温的变化随时增减，几件 T 恤衫和背心是有用的。孕妇装通常都剪裁的较长，用来遮盖臃肿的部位，有些还有额外的胸托。开衫和夹克非常棒，因为它们能从前面解开便于透气（以后哺乳时也很方便）。腰部宽松的裤子既舒适又好看，你只需搭配件上衣就行。如果你需要一件迷人的晚礼服去走一下好莱坞的红毯，那么紧身裙就不错。如果是冬天，你穿件敞着怀的外套，再戴上一条加厚保暖的围巾就行了，没必要再去买一件只能穿 3 个月的新外套。对于盛夏兔女郎和

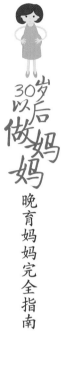
爱游泳的人来说，可以选择可爱的两件套孕妇泳衣，上衣很长能盖住腰腹的。

至于材质上，要选择天然纤维，比如棉花等。孕期的皮肤会变得很敏感，千万别选那些容易刺激皮肤、引起刺痒的合成纤维。柔软而有弹性的运动衫材料也不错，因为它能随着你的运动而拉伸变化。

你的购物疗法也会涉及鞋子。然而，眼下情况是你的脚变肥了，而且随着身体发福它还会继续肿胀，所以你现在买的鞋子等生完孩子后都没法穿了。另外，怀孕期间脚通常还会变大一号，然后就保持那个尺码。所以等着吧，以后你可能得把所有的鞋子都换掉。

如果你没钱了或者不想为此破费，那就去找找朋友吧。她们很多人都会乐意把自己穿过一两次的孕妇装送给你。

性爱

到处充血

孕中期可以说是妊娠中身体最好、也是最性感的时候。难受恶心等不良反应这时通常都已消失了。你感觉很有活力、充满激情，就像个青春洋溢的女学生一样。至于身体嘛，这时候是美丽、丰润而又成熟。

我之前提到过胸部，但我现在要再提一次。因为由于乳房的变化我们才说怀孕是值得的。几乎人人喜欢丰满高挺的双乳，我们这个关注视觉感受的社会就贪恋于此。当我自豪地经历罩杯从小变大的过程后，我才知道完美的胸部（常用硅胶填充）是根据什么仿造出来的：那就是充满母乳的丰满乳腺。

据了解，孕妇常会做些狂野的春梦。在这样的梦里，你通常会跟陌生人在不同的地方发生性关系（而你丈夫却诡秘地不知所踪），并且在睡眠中达到高潮。是的，你没看错：事实上那时候你不需要任何性接触就能达到高潮。这里有更重要的信息：子宫和骨盆部位的血流量增多使你的敏感度更强了，性行为也变得更加享受了。孕激素能使生殖器变大，并产生颜色和气味的改变。当你达到高潮时，收缩或痉挛可能比没怀孕时都更强烈和绵长。我不是说过大胸是怀孕的动力吗？

除非你特别富有创造力，或者手头有本《印度爱经》，否则你们爱的乐章就会因为怀孕受到局限了。正常体位行不通了，因为你不能平躺，更不能让男人在上面压迫你的腹部、胸部和其他器官了。三种主要的孕期体位包括：①女上位式：对双方都极佳的姿势，因为你可以控制速度，他也能欣赏你那波涛汹涌的胸部。②后背体位：插入不是太深的时候可用，垫个靠垫或枕头能更舒服。③侧体位（两人都方向一致侧躺）：这个姿势真的很舒服，因为丝毫不会压迫子宫。不过，夫妻俩睡着的可能性或许会大于出现高潮的可能。

要好好利用性器官的高度敏感期，孕中期的这几个月最适合去旅行，类似于孕期的蜜月旅行。毕竟，这也许是在今后一二十年里你们最后有机会享受单独在一起的时光了。如果丈夫没法请假陪你，那就自己出去玩玩，或者和女性朋友一起去。相对于性爱，很多女人更喜欢购物。

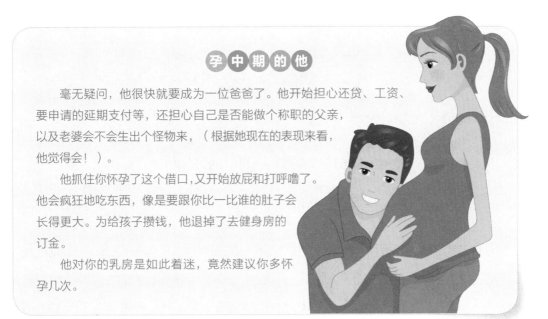

孕中期的他

毫无疑问，他很快就要成为一位爸爸了。他开始担心还贷、工资、要申请的延期支付等，还担心自己是否能做个称职的父亲，以及老婆会不会生出个怪物来，（根据她现在的表现来看，他觉得会！）。

他抓住你怀孕了这个借口，又开始放屁和打呼噜了。他会疯狂地吃东西，像是要跟你比一比谁的肚子会长得更大。为给孩子攒钱，他退掉了去健身房的订金。

他对你的乳房是如此着迷，竟然建议你多怀孕几次。

工作

离岗

如果直到孕中期你还没有休假，那你可能正期盼着宝贵的产假。为了享受产假的权利，你最好要在妊娠第15周结束之前告知你的老板。

这是决定你与老板之间关系的重要时刻。就像是你去告诉女校长自己要去澳大利亚看

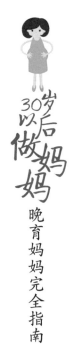

望姑姥姥，而那正好跟考试时间冲突一样。你真的需要好好研究和准备一下。如果你觉得公司可能会很苛刻，那就去了解一下公司的产假政策和你该享有的法定权利。在网上也能找到所有的细节。下面的方法能让人印象深刻，或许会有用：拟定一个计划，说明在离开前你将如何完成工作，以及你将以什么状态回归工作。这也给了你一个机会去表达自己的想法、需求和关切。

告知老板的方式

"我很兴奋地宣布，怀孕将极大地提高我工作的效率，在休假回来后我将致力于把工作和家庭完美地结合起来。"

"发生了件奇怪的事情，我的肚子越变越大，但我想我期待这样。"

"你知道我把公司的每个项目都当成自己的孩子。现在我终于要有一个真正的孩子了。"

"这工作我干了很长时间，也很努力。我的确够老了，每个人都有了孩子，现在该是我要个孩子的时候了。"

"您可以给我点时间生个孩子、给他喂点奶吗？"

"我怀上了。虽然不知道是否还会回来，但我需要休个产假来看看感觉如何。"

一旦告知了你的老板，他们是不可以泄露给你同事或者以任何方式对你有歧视的。他们有法定义务为你提供正常的休息时间，还得为你做一个健康和安全评估（不能再从摇晃的梯子上爬上去，去取书架最顶层布满灰尘的文件了）。必须合理安排你的工作时间，允许你请假去预约产前检查。遭遇加班、长时间站立、重体力劳动或者接触危险化学品的女性可以要求调离。

少些烦恼

就算你感觉很棒，但第一次怀孕还是可能遇到一些以前没碰到的烦心事。

胃灼热

这是一个困扰很多女性的烦心事。由于位于食道和胃部之间的贲门括约肌在孕期张力减小，使得少量消化液反流，造成了胸骨下方的灼痛感。要小口慢慢进食，要比平时咀嚼更充分。不吃辛辣、油腻、甜或酸的食物，不喝咖啡、红茶和汽水。吃饭时不要喝酒，因为酒精能扩张胃部，最好在饭前半小时喝杯甘菊或柠檬香草茶。菠萝和木瓜有助于消化，能缓解胃灼热症状，最好在两餐之间吃这些水果，而不要把它们当作饭后的甜点。能中和胃酸的食物有：枯茗籽、浸泡过的去皮杏仁以及全麦面包等。如果你感觉胃灼热，特别是在夜里，可以用多余的枕头把上身垫高。

血压

高血压如果与尿蛋白同时出现则应该引起警觉，这可以看作是子痫前期的迹象。合理的饮食是避免高血压并发症的主要途径，应摄入水果、蔬菜、全麦和富含 Ω–3 的食物、香蕉和螺旋藻类。研究表明，针灸、香薰和顺势疗法能够降低高血压。要保证充足的睡眠和饮水，可以饮用蒲公英茶，因为它的钙和钾含量都较高，能保证身体舒畅健康。

水潴留

脚、踝和腿部肿胀是孕期令人烦恼的小毛病，既不好看，又影响穿鞋。水潴留缘于一种叫松弛素的激素，它会使骨盆韧带松弛，以适应分娩的需要。当天气炎热、劳累和长时间站立时松弛肽的释放量就会增加。要保证充足的运动，使血液循环畅通，经常抬高双脚使其放松。你可以用稀释的天竺葵和丝柏精油按摩脚踝和足部，或者试一下水疗及淋巴引流。阿育吠陀疗法将沸水和大麦汁以 4 ∶ 1 的比例混合作为茶饮；或者把姜黄和盐以 2 ∶ 1 的比例混合后涂抹在肿胀的区域。当孩子降生后，浮肿就会随之消失。但如前所述，许多女性发现她们的脚都大了一号，又有理由去买新鞋了。

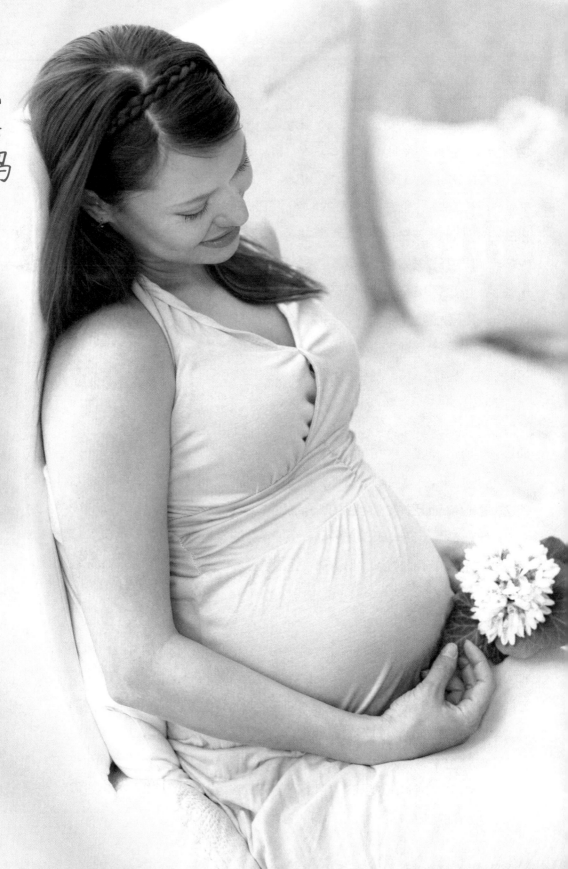

第8章
妊娠——孕晚期

胎儿

第8个月 第29周	胎儿的体重达到了 1.25kg 左右，体长已达 37cm。在出生前，他的重量会翻一倍甚至增加到原来的 3 倍。虽然现在子宫中充满了羊水，但由于胎儿越来越大，里面的空间也变得越来越有限。因此，胎儿剧烈的踢打减少了，取而代之的是用膝盖、手肘和屁股的顶撞动作。
第8个月 第30周	重达 1.35kg 左右，比前一周又长大了一点。子宫中还有足够的空间刚刚够小宝贝翻个跟头，他开始蜕去曾起到保护作用的柔软的体毛。
第8个月 第31周	宝宝已经长到 40cm 长，1.6kg 重了。由于胎儿储存了额外的脂肪，所以他脸上的皮肤开始变得更加光滑。神经与肌肉之间的密切联系使它能够协调自如地运动。
第8个月 第32周	本周的测量结果为 42cm 长，1.8kg 重。胎儿的器官几乎都已形成，只需要在出生前进一步成熟而已，尤其是肺部。肠道中充满了胎便，是由老旧细胞、排泄物以及肝脏排出的废弃物组成的深绿色黏稠物。
第9个月 第33周	宝宝已经长到约 2kg 重，43cm 长了。他的皮肤越来越红润，脸蛋也越来越光滑了。胎儿骨骼的生长需要额外的钙质，此外为了自身免疫系统的发育，他会从母体中带走抗体。
第9个月 第34周	身长 44cm 左右，重达 2.3kg，胎儿可能已为出生选择了一种姿势。供给胎儿食物和氧气的胎盘在 34 周到来之际已经尽其所能，从此之后直到出生，它将会慢慢"变老"。

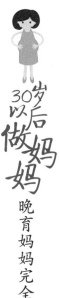

第9个月 第35周	最后几周的主要任务是在出生前增加体重。胎儿现在约重 2.5kg，体长为 45cm 左右。大脑发育是此时的第一要务。到本周为止，胎儿已经调整到最终的出生胎位了。
第9个月 第36周	胎儿的体重达到 2.7kg，身长 46cm 左右，他几乎可以在母体外生存了。消化、循环以及其他系统都发育完善，胎儿自身活跃地释放出激素，以促进肺部的完全成熟。
第10个月 第37周	胎儿此时已经重达约 3kg，高约 50cm。即使现在出生，也不属于早产了。他的肺部已经发育完全，并能正常发挥功能。胎儿释放出的激素将有助于最终决定他的出生日期。
第10个月 第38周	胎儿的体重和身长可能不再有大幅变化了。体重为 3.1 ~ 3.6kg，身长为 47 ~ 51cm。胎儿将蜕去皮脂膜和体毛，为出生做好准备。
第10个月 第39周	子宫中越来越狭窄，胎儿的脑袋向下坠入骨盆，准备推挤出来。他的骨骼很柔软，这样才能相互交错盘在一起，从而保护大脑在通过产道时免受损害。
第10个月 第40周	现在孩子已经完全足月了，随时都可能出生。但是，如果孕妇没有在这周分娩，也不用担心，大约 50% 的宝宝是在预产期之后才出生的，只要能在随后的两周内出生就都属于正常。

我

吹气球式的生长

你的小宝宝可不算小啦，他把自己的第一个家填得满满当当的。他可能就坐在你直肠的正上方，你会出现骨盆压迫感和背痛。你还会出现呼吸、进食、小便、走路和睡眠的更多问题。怎么会这样呢？因为你是在和另一个人共用你的身体啊！即使你忍无可忍，就想倒头大睡一觉，可最后宝宝又朝你蹬一脚。好在这种情形不会一直这样持续下去。

你凸起的肚子能引起别人的兴趣。但如果你不想被人摸，那就对他们说一声："嘘，别吵到孩子！"然后走开就行了。

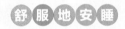

- 保证白天有足够的锻炼：步行、瑜伽、游泳等都是孕晚期最好的运动方式。
- 晚饭可以在睡前的几小时慢慢吃，但如果你临睡时又饿了，那就吃块低脂小点心吧。
- 一些放松练习或短暂冥想有助于清除杂念。如果仍然无法安睡，那就放个记事本在身边，把所有你"担心的"和"需要做的"事情都列在上面。
- 卧室要通风良好、光线较暗，要拔掉所有电器的插座。
- 枕头啊、枕头，怀孕的时候枕头好像永远不嫌多。可以把它们垫在你的屁股、肚子、手臂和膝盖上，也可以选用那种香蕉形状的哺乳靠垫。
- 滴几滴薰衣草油在手帕上，或者用一个薰衣草香囊。
- 朝左侧睡或许是最舒服的姿势，因为这能保证血液畅通无阻地流向你的四肢和所有器官。

为宝宝做准备

最后几个月你会非常兴奋：从一遍遍地折叠又展开那些最小号的可爱的宝宝服，到提着大包去参加迎接宝宝的产前聚会时人人都对你关照有加，一切都让你开心不已。这是个清一色的女性聚会，男同胞们都被谢绝参加。迎接宝宝聚会是庆祝新生命降临世界的聚会，因为预祝生日的宝宝尚在你的腹中，所以其实一切都是为了你。这种女神们的聚会能让你母性满满，直到产后仍能保持情绪高涨……可能会一直持续到你患上产后抑郁症吧。举办这种聚会有很多方式，但默认的规则是必须由朋友们来组织聚会，而你只需要列个清单给她们就行，上面要写清楚你都需要什么。这样做可以确保收到的礼物都有用，不会出现重复的情况。比如，你就不会一下子收到15件颜色相同、尺码一样的宝宝服了。我去参加过一些相当不错的宝宝聚会，当然也包括我自己的海滩宝宝聚会，每场聚会之后我都会感到作为女性的荣幸。

婴儿必需品和非必需品

不可否认，有些婴儿用品还是挺有用的，它们能让生活变得轻松。但在这个"商品过剩"的世界里，我们其实根本不需要那么多。这与琳琅满目的产品本身无关，而是贪心的厂商想利用人们"怜惜小宝宝"的心理，从而达到推销的目的。但产品归产品，可能我们

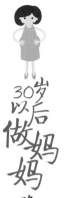
也买得起，但这并不意味着我们就非要去买。一条黄金法则是：千万别买那些能让母子疏远的东西。另外，多找朋友借或者要点宝宝用品，没必要什么都买。要记住，你肯定会收到很多很多礼物。所以，千万别买太多的婴儿服，特别是 3 个月以内的衣服，因为宝宝长得太快啦。商店又不会跑，就算孩子出生之后，你仍可以经常去买东西。

最爱的物品

- **新生儿尿布**
- **新生儿汽车座椅**　法律规定需要配备。
- **婴儿背带**　在开始的几周，你更需要这个，而不是婴儿车。
- **婴儿服**　睡衣、连体衣、背心、袜子、帽子，还有一些系扣的羊毛衫或连衫裤，如果冷的话可以系上扣子。
- **软毛毯或外套**
- **软毛巾**
- **婴儿睡篮或婴儿床**　可以让宝宝在里面打打盹，就算平时他跟你们一起睡。
- **细薄的棉布**　你总需要不停地擦这擦那，所以多准备点吧。
- **尿垫**　也可以用铺在地板上的毯子代替。
- **哺乳胸罩和防漏胸垫**

不急用的 / 非必需品

- **宝宝的小窝、垫子或摇椅，在你洗澡时可以把宝宝放进去**
- **婴儿车**　不要冲动购买，最好花点时间先带宝宝试用一下。另外请参阅第 10 章。
- **宝宝浴盆或浴缸防滑垫**　我喜欢用浴桶，有人则直接用水槽代替。
- **高脚椅**　宝宝 6 个月之前根本不会坐，更别说坐着吃饭了，所以先不要急着买。
- **小床或婴儿床**　按你如何安排睡眠而定，然后根据需要去选购。
- **吸奶器**　可有可无。
- **婴儿监视器**　有了监视器，就算你不在宝宝身边，也能观察到他的一举一动。
- **婴儿吊床或摇篮**　被悬在空中摇来摇去宝宝们会感到很惬意。
- **尿布收纳袋**　很实用，可以把婴儿物品整洁地分类存放，便于在"婴儿不舒服了"的紧急情况下迅速找到所需物品。

说好点是品味 / 说不好点就是烧钱

- **婴儿护肤品** 宝宝的皮肤最好什么都别抹，但可以在洗澡水中滴几滴杏仁油。新生儿不会流汗或发臭。等到宝宝学会了爬行，我们才给他们用点纯有机的护肤品。
- **废弃尿布袋** 属于塑料垃圾。
- **婴儿学步车** 也是塑料垃圾，使用寿命很短。宝宝们尚不适合走路，用学步车对他们的关节不利。而且，对于极易发生危险的小宝宝来说，学步车是个潜在隐患。
- **热奶器和奶瓶消毒锅** 有些人喜欢用，但多数人发现这些东西只会占用厨房的空间。
- **婴儿床保险杠** 对于1岁以内的孩子有引起窒息的危险。
- **游戏围栏** 一种婴儿笼子，用栅栏把你们隔开。
- **换尿布台** 用个普通的桌子或抽屉柜足以。
- **婴儿运动背包** 除非你特别喜欢徒步旅行，否则用一个普通婴儿背包就行，也没那么笨重。

晚 孕 期 让 我 开 心

- 成为母亲将赋予你的生活一种意义。
- 毫不夸张地说，航空公司会允许你第一个登机而不需额外交费。甚至在你生完孩子后，在一段时间内仍可继续享用这个特权。
- 你会收到母亲节贺卡甚至是礼物。
- 生过孩子后，你丈夫再也不能叫你胆小鬼了。就算他只是暗示了一下，你也可以理直气壮地反驳。

起名字，加之其他的恐慌

　　许多人一直等到孩子出生才开始手忙脚乱地给孩子起名。其实不妨提前准备一下，但也不必为了这事让美好的孕期变得不愉快。我和丈夫就曾在宝宝名字的问题上意见不一，甚至差点闹崩了。据我所知，这个问题很常见。这也会让你体验一下，将来在处理孩子的问题上你们将面临多么严重的分歧。两人的意见很难统一，我个人认为女性付出了劳动，就应该有最后的发言权。而我丈夫却认为恰恰相反，他说正因为女人干了所有的事，剩下起名字的事才应该由男人来做。最后，我们选了个两人都喜欢的名字。就像婚姻生活中的多数事情一样，夫妻通常会达成一种妥协，而且双方都相信自己已如愿以偿了。

还有一件很有用的事情你现在可以去想，那就是如果你还有精力，可以为分娩后准备并冷冻饭菜。提醒一下，这些是给你自己准备的，不是给你丈夫吃的。等你生完宝宝一个人在家照顾孩子的时候，一天中要忙个不停，恐怕连洗澡或者梳头的时间都挤不出来，更谈不上做顿丰盛的饭菜了。而且在哺乳期，你会感觉特别容易饥饿和贪吃。所以现在多储存一些必需品会让你多一份安心，要知道在产后头几周出去购物可不容易。

另外，把宝宝的衣服清洗一下。因为婴儿的皮肤非常敏感，特别是对于那些刚买来的带有化学残留的衣物来说更是如此。要留好婴儿衣服的发票，如果你生的是一个大宝宝，那么就得直接去换大一号的了。

当下需要考虑的事情

● 尽管有些人喜欢顺其自然，但如果你现在还没做好生产的计划，那么现在是时候了。

● 在 36 周左右时可以准备哺乳胸罩了，这时的尺码已经合适了。

● 如何发布你生产的消息呢？打电话还是网络通知？我和丈夫当时设计了一个简单的网站，而没有发一大堆大同小异的新生儿照片把人家的邮箱都塞满。

● 你的"小爱因斯坦"要去哪里上学呢？虽然只是开玩笑，但有些人真的想要提前打算。

滋补

在妊娠的最后时期，增大的胎儿占据了原来胃的位置，因此你会感到很容易吃饱。现在最好改成每天吃六小顿，而不是三大顿。不管到哪，你总要随身带着些水果、坚果、瓜子或小吃等，以便应对那些饥饿难耐的时刻。

绝妙的妊娠食品

● **大枣和无花果** 有造血功能，对孕期非常重要。

● **香蕉** 当血糖水平降低时，能帮你快速修复，还能提供纤维。

● **鳄梨** 含有维生素 E 和维生素 B_3、叶酸、铁、钾、单一不饱和脂肪。

● **杏仁** 将未加工的生杏仁在水中浸泡一夜后食用，易于消化，生杏仁富含易吸收的优质蛋白质、维生素 E 和维生素 B_2。

- **种子**　南瓜子、葵花籽和亚麻籽等都富含 $\Omega-6$ 和 $\Omega-3$，适合于替代糖果作为零食。一杯葵花籽能提供给你每日所需的近一半的维生素和超过一半的矿物质。
- **红薯**　含有 60 种矿物质（土豆只有 3 种），血糖指数低，有助于持续的释放能量。
- **西兰花**　仅仅一杯就包含了人体日常所需维生素的 1/4，是一种富含叶酸的蔬菜。
- **芹菜**　富含叶酸和维生素 C，蘸着豆沙酱或芝麻酱吃会更加美味。
- **菠菜**　富含钙、镁、铁。
- **印第安麦**　印加人的主食，是一种富含蛋白质的谷物，它的蛋白质优于动物性蛋白。印第安麦还有助于缓解压力，维生素 B 的含量也很高。
- **干小麦**　是富含维生素 B、铁、纤维和蛋白质的营养全麦，可以加热食用或拌沙拉。
- **苋菜**　阿兹特克人经常食用（注：阿兹特克人，北美洲南部墨西哥人数最多的一支印第安人），这种高蛋白植物的纤维和铁的含量分别比小麦高出 3 倍和 5 倍，钙含量是牛奶的 2 倍。同时它还含有氨基酸、矿物质和维生素，口感能与燕麦粥媲美。
- **燕麦**　含有维生素 B，益于消化和持续释放能量。
- **扁豆和鹰嘴豆**　富含铁、磷和钙，在印度每天有上百万的素食主义者食用它们。
- **大蒜**　有助于血液的健康，是一种很棒的天然抗生素和抗真菌的蔬菜。

超级食物

- **苜蓿**　一种高营养的植物，富含镁、铁、钙；维生素 C 的含量是柑橘类水果的 4 倍，还有消化酶和氨基酸。
- **蓝绿藻**　包含所有生命必需的营养物质。
- **蜂花粉**　富含氨基酸，蛋白质含量比牛肉多 50%。
- **螺旋藻和海带**　含碘、维生素 B、D、E 和 K，还有丰富的氨基酸。
- **芽菜**　是极佳的营养食品。

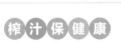

榨 汁 保 健 康

　　饮用水果或蔬菜鲜榨汁是孕期获取维生素、矿物质和多种营养物质的好方法。榨汁能让那些通常包裹在植物纤维中的营养物质释放出来，这意味着它们可以直接进入到血流系统中。你也可以加入一点自己喜欢的超级食物粉，然后就是见证奇迹的时刻！所有的精华都溶于一杯之中。如果想让健康状况有立竿见影的改善，那么每天至少得喝一杯"绿色奶昔"，也就是把绿叶菜和苹果或香蕉等水果混合起来。

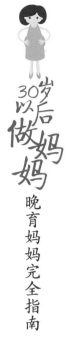

牙齿与骨骼

孕晚期是胎儿骨骼变硬和生长的时期，所以强烈建议孕妇要加强补钙。有句俗话说："生一个孩子相当于掉了一颗牙"。但是如果你注意饮食，情况也并非如此。有些医生会鼓励你每天喝4杯牛奶来补钙，但事实上奶制品是钙的最差来源。部分原因是因为它们呈酸性，会侵蚀骨骼。奶制品消费量最高的国家比如美国和芬兰，骨质疏松率也最高。人类是在断奶后唯一仍然喝奶的物种。多数成年人发现奶制品很难消化，很多人还患有乳糖不耐症。奶制品还会导致严重的胰岛素反应，并与儿童糖尿病及某些自体免疫系统疾病有关。牧草喂养的快乐奶牛出产的新鲜生牛奶还不错，可以小剂量的饮用。但是，那些经过脂肪均质、巴氏消毒、深加工的饮品，会含有大量的抗生素和其他毒素，却也被贴上"牛奶"的标签卖给我们。同样的情况还出现在大多数酸奶和奶酪上。要想获取你所需要的钙元素，最好选用以下食物：绿色蔬菜、苹果、卷心菜、甜椒、芝麻、芝麻酱、苋菜、日本毛豆和黑糖。

绝配：铁和维生素C

在吃一顿富含铁元素的饭菜之前，如果你能喝上一杯橙汁或者吃一块富含维生素C的水果，将会促进身体对铁的吸收。而红茶和咖啡则会抑制身体吸收铁的能力。

下馆子的妈妈

即便你经常出去吃饭，也仍然能够选择一些健康的食物。比如点一个开胃沙拉或一道汤，主食挑选些蒸、烤或煮的食物，一开始先要吃几口生食。最好用自带的食盐，而别去用饭馆提供的调料。你也可以点那些调味酱与饭菜分开的食物。在你犹豫不决的时候，就选自己喜欢、口味清淡而又健康的饭菜吧。

在结束关于食品的话题之前，我还想再介绍一个有助于改善消化和吸收的概念，养成这种饮食习惯能让你受益终生。

胃和消化系统在孕期都更敏感，所以食物搭配很重要，这样能缓解脾脏的压力。正常的脾脏功能非常重要，因为它负责造血以滋养胎儿。正确的食物搭配和平衡的全食能够起到保护脾脏的作用。要根据季节的变化食用熟食和生食，并确保偏碱性的饮食。

——乔纳森·达奥博士

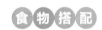

食 物 搭 配

理论上讲，通过饮食来消除那些抑制你身体自我修复能力的因素，可以达到治愈疾病的效果，这也叫作海依饮食法（由威廉·海依发明）。食品搭配要求蛋白质和碳水化合物不能一起吃（比如常见的错误就是牛排和薯片一起吃），因为它们要求的消化环境有所不同。水果消化的十分迅速，因此应在饭前约30分钟或饭中食用。海依建议，饮食中的碱性食物应比酸性食物多4倍，因此蔬菜、沙拉和水果应当成为你饮食的主要部分。

祝你吃得开心！享受美味的妈咪食品吧！

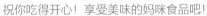

瑜伽妈妈 话题三

到了孕期的最后阶段，瑜伽能让你感觉更加亲切和优雅，而不是烦琐和笨拙。虽然重力感会有所改变，但许多大体重的孕妇却能很好地完成平衡姿势。这是与地球质量相关联并且和谐相处的问题。想想那些扎根于泥土中的植物吧，树干究竟是如何支撑和滋养沉重的树枝的呢？瑜伽将有助于你的呼吸顺畅，它关注于流动，而又静中有动，孕育的节奏与之完美契合。

晚孕期瑜伽引入了可以缓解各种疼痛的练习。骨盆韧带疼痛困扰着很多女性，通过做一些瑜伽动作能够使之缓解，比如靠在墙上的猫狗式。瑜伽特别关注思想放松，以及为生产而展开下肢和骨盆的姿势。许多练习采用舒服的平躺和侧身姿势，并辅以软垫支撑。你

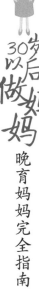
30岁以后做妈妈
晚育妈妈完全指南

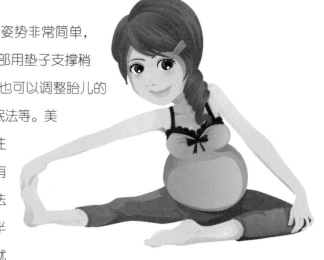

还可以通过练习来调整不正的胎位，姿势非常简单，只需要平躺，双腿抬高搭在墙上，臀部用垫子支撑稍稍抬起就行。顺便说一下，其他方法也可以调整胎儿的胎位，包括针灸疗法、反射疗法和催眠法等。美国亚利桑那州的一项研究结果很引人注目，在 100 位胎位不正的胎儿中，有 81 位宝宝在经过约 4 小时的催眠疗法后自动调整到了正常胎位；其中有一半的胎儿只经过约 1 小时的催眠治疗后就矫正了胎位。我们鼓励每个妈妈都能同自己的胎儿说话，鼓励它转动身体，并想象子宫很放松。与此相对，在那些没有做催眠治疗的 100 位妈妈中，只有 26 个宝宝自动调整到了正常胎位。

现在也是练习正确生产姿势的理想时刻，因为到了妊娠的最后几个月，你会对生孩子这件人生大事尤为关注。配合着瑜伽姿势，你的身体变得柔软而灵活，呼吸变得平静，内心如此安详，这也许是生产时最需要的一种状态了。

女人对怀孕和生产的认知是与生俱来的，这让她们充满了力量。重要的是要把自己当成一个新生命的桥梁，让自己从这一经历中学习和成长。 ——克莉丝汀·诺思拉普博士

通过练习瑜伽，你的身体变得更强健了，尽管看上去可能还不那么明显。瑜伽还为你节省了产后恢复体形和健康的时间。

孩子的出生意味着另一段更漫长的为人之母旅途的开始。瑜伽训练能让人体会到怀孕、生产和育儿之间的连续性。在女性生命中最艰苦而又最有回报的阶段，瑜伽能在每一个层面，包括身体、心理和精神上帮助她们。 ——乌玛·丁斯莫尔·吐利

放松

想象、呼吸、肯定

黄体酮是我们孕期的好伙伴，具有安抚和静心作用。当你全身放松下来的时候，也许就不那么容易烦躁了，也会发现冥想变得容易了。这时候非常适合想象一些简单的图像，比如胎儿在你的子宫中快乐地浮动；也可以勇敢地想象一下生产的过程，是那种轻柔自然的、而非被迫运动或是极度痛苦的生育过程。

还有一种适合你做的冥想是：审视整个身体，使各部位紧密相连。催眠疗法专家认为，同自己的内脏"交谈"并"感谢"它们在妊娠期间的巨大贡献是非常有益的。你也可以"拜访"自己的宝宝，把能量带给它，用爱和光明滋养它。让宝宝相信，这个世界是一个充满爱和安全的地方，你会保护它并满足它所有的需求，你们紧密相连并且彼此信任。如果能这样与宝宝交流，你就能与它的能量和生命力建立起联系。毕竟，生产过程是需要你们母子两人通力合作才能完成的。

> 就像你的身体被能量包围着一样，胎儿也是如此。胎儿的身体包裹在你的子宫里，但你的身体也被它的能量包围着，仿佛胎儿的能量之气也把你包裹起来了。
>
> ——乌玛·丁斯莫尔·吐利

你可以尝试一些简单的呼吸技法，通过鼻孔交替呼气和吸气。用你的大拇指和无名指控制鼻孔一张一闭，中间要屏住呼吸。你也可以直接做深呼吸，尽可能充分地吸气然后慢慢地呼出。所有的这些练习都能加强肺部功能，改善循环，给机体提供足够的溶氧量。冥想和呼吸可以让你在宫缩的时候有熟悉和安心的感觉。

由于身心相通的威力如此巨大，所以在孕期进行正面暗示非常重要。科学证据表明，子宫中的胎儿能够感知到它们母亲的思想和感觉。你可以在冥想时对自己进行正面暗示，然后把内容写到便条纸上，贴到你的周围，在赶公交车的时候你可以想想它们，晚上睡觉之前不妨再回想一下。

到了孕晚期，你可以通过调整情绪和思想使身体安康，而不要一味地担心生产。每天花点时间做一下生育的正面暗示，然后就放宽心，要相信自己那无与伦比的身体能够完成它的使命。

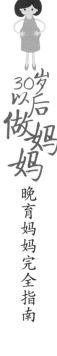

光彩照人

别碰我头发

总体来说，怀孕期间头发好的日子要多过不好的日子。有些女人原先毫无光泽的头发一夜之间变成了满头浓密光亮的秀发。可也有些人直到最后头发都是干枯或油腻的，这真是不公平啊。很多女性都特别关心的是她们是否能染头发。化学染料不怎么"健康"，人们也知道它会侵入头皮，引起过敏反应。可如果你想继续保持"秋栗色"，而不是"斑点灰"，那么你可得谨慎行事，要使用植物性、非永久的、无氨的染色剂。要保证不让产品接触到你的皮肤。另外还要记住，你体内的激素会让头发对颜色产生不同的反应。这个时候显然不适合做烫染或者拉直，因为那很可能让你看起来像个毛绒玩具熊。

与一头健康秀发相对的是身体多毛。你或许发现身体上之前光滑的地方，比如下巴和乳头，会长出体毛。可以拔除一些杂毛，也可以用蜜蜡脱毛。但如果你之前从没用蜡脱过毛则可能会比较疼，因为你的皮肤会很敏感。如果你喜欢冒险，可以试试绞线脱毛。在印度时我就曾经尝试过，对它的技法惊叹不已。对于那些经常脱毛的女性来说，只要继续保持就行了，但最好避免漂白或者使用脱毛膏，因为里面含有化学物质。

按摩、反射疗法和香薰

如果说有什么时候能多宠爱一下自己，那就是妊娠晚期了。按摩可以缓解失眠症状、背痛和其他疼痛，可以让专业的治疗师或者细心呵护你的丈夫来做。研究表明，孕期做按摩的女性中，早产儿的发病更少、焦虑症状更少、情绪也更好。不仅如此，她们分娩的疼痛也会更小，患上产后并发症的概率也更低。

由于这时候你无法平躺着按摩，所以需要在特制的按摩床上进行。或者你也可以侧躺，并用枕头托起腹部。如果需要使用按摩油，那就选择中性的，或者参照下面的清单找出适合的精油，也可以同杏仁油、橄榄油或胚芽油等基础油混合使用。

反射疗法是一门古老的艺术，它通过按摩脚部反射区的穴位来对内脏产生作用。这种方法能帮你缓解疼痛，促进子宫的放松，对分娩非常有益，但要确保你的足疗师是有资质的。研究表明，反射疗法对于缓解分娩疼痛效果显著，莫萨博士在《温柔生育法》一书中说，孕期接受了一个疗程10次反射疗法按摩的女性，平均分娩时间和剖宫产率都明显减少了。

　　如果水疗护理对你来说太贵的话，你可以自己在家里效仿，用垫子、蜡烛和音乐营造出一小片宁静之地。香薰是一种最古老的自然疗法之一，它起源于古代埃及、印度和波斯。精油的使用方法很简单，可以香薰吸入或者涂抹在皮肤上。香薰精油的作用很强，你要非常清楚究竟该如何使用：通常情况是10滴精油配两茶匙中性基础油，如冷榨橄榄油、葵花籽油或杏仁油等。

孕期理想的香薰精油

- **洋甘菊**　天然的抗炎药和镇痛药；对背痛、头痛、呼吸困难、便秘和鼻塞很有效。
- **薰衣草**　功效全面的精油，天然防腐剂和抗抑郁药，能促进细胞更新和肌肉放松；对腰酸、头痛、肌肉和关节疼痛、失眠、感冒、妊娠纹和感染等有疗效。
- **天竺葵**　提振情绪、平衡内分泌、缓解疼痛、改善循环，还能消炎，对于腰酸、脚踝和腿部肿胀、感冒和感染等具有疗效。
- **橙花**　抗抑郁、有助镇静和消化；能有效地治疗消化问题（如便秘和腹泻）、缓解压力、焦虑和恐惧等。
- **乳香**　有活肤、抗菌和舒缓作用，有助于减轻压力、疼痛和妊娠纹。

　　你还可以用胡荽、柏树、姜、葡萄柚、茉莉、柠檬、橙子、松木、玫瑰、檀香、柑橘、依兰等精油。在怀孕期间应避免使用的精油有（除非你想引起宫缩）：罗勒、牛膝草、杜松、马郁兰、没药、薄荷油、胡椒薄荷、迷迭香、鼠尾草和百里香等。

抚触

　　对于即将成为父母的夫妻来说，最后几个月是他们彼此之间以及他们同孩子之间建立联系的重要时期。女人们往往只关注自己在怀孕，却忽视了身边的伴侣，丈夫们在宝宝呱呱坠地之前可要准备好了。女人们在精力允许的情况下要多给伴侣一些关爱，并让他也参与到迎接宝宝的行动中来。

　　感受宝宝的胎动对你来说非常美妙，对孩子的爸爸来说

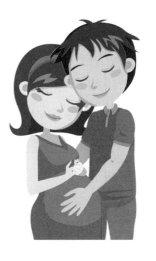

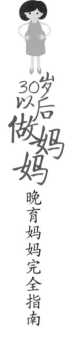

更是如此，这也给了他参与的机会。要鼓励丈夫和你肚子里的宝贝交谈，有人可能觉得这有点儿傻，但时间一长他们就会进入状态了。子宫中的孩子能听见这些声音，并且能在出生后辨认出来，所以这是一个让亲子彼此熟悉的好机会。如果父母给宝宝唱歌，即使是跑调或者尖嗓门，宝宝都会认为那是天使之音。所以，尽情地释放你的爱吧，永不言多。

你还可以同腹中的宝宝一起玩些很棒的游戏。比如，用手指有节奏地敲击肚子，然后宝宝会顽皮地踢腿作为回应，真是乐趣无穷。你也可以用手抚摸腹部，感受来自小宝宝身体的压力。

亲密三人组

性爱或许不是你们当下的首要之事了。总体上来说，性趣和乐趣与你肚子的膨胀成反比。虽然你迷人的乳沟依然显眼，但与大肚子比起来就显得小啦。另外还有个不便就是床上多了一个人，这可不是你的梦想 3 人组，而是性爱惨遭骚扰的开始，让我们来看得更清楚点吧：现在还好，胎儿还躲在黑暗的子宫里。但用不了多久，你身边躺着的就会是个天使般的 1 岁小娃娃，而你只能尽量让自己别分心：集中点！集中点！再过没多久，一个 3 岁的小孩儿或许就会从房门探出脑袋，问你们为什么爸爸压着妈妈，或者妈妈压着爸爸了。

天赋异性

同一位怀孕的女性做爱会让男人产生一些有趣的疑问。首先，宝宝是否会偷听？其次，性行为中会不会伤到小宝宝？这个问题会让你很欣慰。尽管丈夫雄风十足，但他绝不可能碰触到宝宝，因为孩子是浸泡在羊水中的，那里非常安全。

如果你在怀孕末期能达到性高潮，则很可能会出现多次痉挛或者所谓的希克斯宫缩，而这是有好处的。这一方面能让身体为分娩做好准备，另一方面还能刺激子宫，可谓一举两得。小宝宝甚至会很享受这种免费的按摩。所以如果你已经很久没有性生活了，那就去做爱吧，精液中的前列腺素还能帮助软化宫颈和辅助引产。但如果你还不急着生产，那也不用担心。除非宫颈已经准备就绪，否则精液和痉挛本身都不会导致分娩。

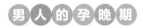

男人的孕晚期

● 他看你的眼神开始流露出怜悯和恐惧，特别是当你走出浴室的时候。

● 他对即将迎来一个一起踢足球的伙伴而感到兴奋，并计划着他们第一次会去哪里一起喝酒。如果是个女孩，他已开始担心以后会是哪个小子想吻他的公主了。

● 为他展示女性化的温柔一面做好准备吧！在孩子出生后的第一周，新任父亲的睾酮水平会显著下降。睾酮是一种促使雄性交配、并为地位而战和冒险的激素。这是一种磨砺男性特质的自然方式，从而使他更适合做个父亲。

工作

现在放轻松

当你进入到孕期的冲刺阶段，做任何事情都会更加费时费力。挺着大肚子挤在拥堵的火车上和闹市区，会让你产生去农村生活的想法。当然如果真的去了，可能你又希望商店离得近一点。为了能在休产假之前把工作做完，你在工作上非但没放松，反而会鞭策自己更努力。安排工作交接可能会产生额外的工作量，所以还不如尽量保持简单呢。

在最后的几个月中，常见的孕晚期问题可能会让你难以应对手头的工作，比如背痛、胃灼热和气喘等。

背痛

如果是长时间站立，那你需要时常坐一坐。但如果你坐得很久，则要保证你的椅子高度合适，能够支撑住你的背部。可以使用坐垫和搁脚板，工作台要合适，要定期散步，每周至少要参加两次产前瑜伽锻炼和游泳，还要去做按摩放松。

如果最后几周去上班很难熬的话，看看是否可以申请在家里工作或是减少工作时间。如果可能，理论上也可以申请休假。在英国，如果女性在预产期之前的 4 周休假，老板可以在她们的产假中扣除相应的时间。

另一方面，你也可能像许多女性一样在临产前充满活力。众所周知的"筑巢本能"可

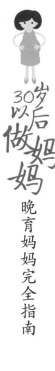
能让你四处奔波，准备为那位新来的永久客人搭建一个小窝。这样做当然不错，但你要保证在完成任务的间隙好好休息。如果是因为收拾那该死的宜家书架而导致了羊水破裂，那你就得匆匆赶往医院，一切的准备工作也就都戛然而止了。

少些烦恼

是的，现在的烦恼越来越多了，好像附在你腰上的那个"大南瓜"给你带来的麻烦还不够，你还会出现腿抽筋、痔疮、妊娠糖尿病和阴道感染等。现在你还没生呢就这样了，天哪！

腿抽筋

晚上和妊娠后期会经常发生。抽筋是与你体重增加、循环改变或者血液中钙和镁的严重缺乏有关。当你抽筋时最好站起身来，也可以做做伸展运动，比如在睡前对着墙做直立的俯卧撑；还可以在加了薰衣草精油的温水中泡个澡。另外，补充保健品或者多吃些富含钙和镁的食物也会有帮助。

糖尿病

胰岛素是调节血糖水平的激素。当胰岛素缺乏时，血糖水平就会突然升高，导致糖尿病。妊娠的妇女更容易患糖尿病，因为她们的血糖水平因为激素的改变而升高，需要分泌额外的胰岛素来应对。另外一个原因是胎盘分泌激素会阻碍胰岛素发挥作用。如果你已被确诊患上了糖尿病，可以找一位营养专家帮助你通过调整饮食来治疗。毫无疑问要戒糖，但要知道糖隐藏在很多食品中。练瑜伽也可以预防和改善糖尿病。

痔疮

痛，痛，痛！可不幸的是约有一半的孕妇都患有痔疮。它们基本上是由长期严重便秘引起的肛门周围的静脉曲张，因为膨大的子宫会朝着任意方向挤压。饮食中纤维和水摄入不足、缺乏锻炼，是形成痔疮的罪魁祸首。定期做骨盆底运动是另一个避免痔疮的办法，它可以促进血液流动并且强健盆壁和直肠。如果你在遭受痔疮的困扰，可以用冰敷缓解疼痛和肿胀；如果发痒，用甘菊茶或者金缕梅泡个澡能起到缓解作用。

阴道感染

由于妊娠激素的分泌，孕妇会更容易感染鹅口疮和念珠菌。有些医生会开抗生素处方，但是使用的结果有时会导致恶性循环。通常直接可以买到的非处方药都不太安全，因此你可以配合用自然疗法。在饮食中要戒除糖和精炼的调味品，服用益生菌被认为是预防鹅口疮的首选。

在孕晚期还会经常感染一种 B 族链球菌的微生物。为了防止胎儿在阴道分娩时遭受感染风险，经常使用抗生素进行治疗。

倒计时

随着预产期的日益临近，你可能会出现激素激增，让你的生产计划彻底改变。如果能让大脑本能地做出决定其实会是件好事，因为其他的大脑活动反而会阻止这种简单的、动物性地任务：那就是把孩子生下来。如果你打算先去医院分娩然后回家静养，或者反之，那就把你的决定大声说出来。大部分医护人员都会变通，并尽量满足你的愿望。如果你不想去医院生产那也是可能的，但前提是你的妊娠状况不复杂。如果你突然对分娩的痛苦产生恐惧，那么请阅读下一章并做出你的最佳选择。

 早产

如果你的宝宝早产了，可以考虑一下袋鼠式护理法。也就是把新生儿不间断地（或尽量频繁地）放置到可以与你肌肤相亲的育儿袋中、并且采用纯母乳喂养的方法。这种方法已被证明能使早产儿的存活率翻倍，特别是那些体重低于 1kg 的婴儿。研究发现，通过这种低成本介入治疗，从伦敦到马拉维每年有 50 万的新生儿避免了死亡。父母的体温比保温箱能更舒缓地调节婴儿的体温，此外，这种身体和精神上的亲密接触，还能使新生儿的体重和力量都产生较快的增加。

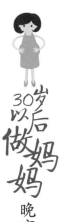

准备好，稳扎稳打

要把重要的电话号码准备好、汽车加满油、去医院的最佳路线要牢记于心，要多准备些旧床单，还要把冰箱塞满。这些都会帮你避免危急时刻的恐慌，如果你还是很紧张，那就做做呼吸练习，让自己放松下来，也可以考虑一下转移注意力。

当你收拾包裹准备去医院时，不管别人说什么，一切都要由你自己决定。我的朋友劳拉在她预产期的 6 周前就准备好了，可我却等到了最后 1 周才弄好，这让我的婆婆很是费心，帮我忙着准备。那些想在家里生产的人或许会认为提前准备会不吉利，但是我想说不要迷信了。你会一直等到宫缩开始了再去找零号宝宝连体衣吗？这可是你第一次为自己的孩子打包，就跟要去度假一样令人兴奋。

待 产 包

给你自己准备

- 零食、CD、护肤油、娱乐用品——一切生产所需要的东西。
- 一件特大号舒服的 T 恤衫，或是分娩时穿的宽松棉裙。
- 一些阅读材料（为了打发那些无聊的时光）。
- 相机和充电器（不管你有多爱表现，这都是为生产以后而不是生产中用的）。
- 手机和充电器。
- 睡袍。
- 准备扔掉或处理掉的肥大的旧灯笼裤、大号的浴巾。
- 乳垫和哺乳文胸。
- 化妆包。
- 家居服。

给宝宝准备

- 新生儿尿布和柔软湿巾。
- 婴儿服（一两件连体衣、开身毛衣、你最喜欢的新生儿套装、暖和的帽子、羊毛衫、袜子）。
- 柔软的毯子，如果天冷加一件厚的。
- 柔软的毛巾。
- 另外，别忘了把宝宝汽车座椅安装好。

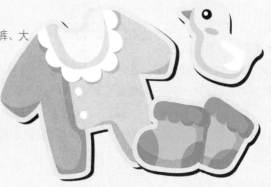

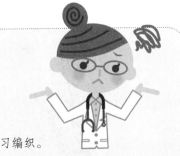

如果你逾期了

- 别着急。

- 告诉那些不停地打来电话的人，你把预产期弄混了，实际上还有接近两周呢。

- 放轻松。有将近一半的孩子都晚产。

- 去电影院，如果你出门不方便，那就买些光盘在家里看。

- 赏月并和其他女性保持联系。

- 通过会见朋友转移自己的注意力。

- 比预产期晚出生的孩子具有遗传性，这是根据丹麦科学家的研究发现的。所以你或许可以抱怨一下自己的妈妈爸爸吧。

- 上蹦下跳或在颠簸的路上开车。

- 喝树莓叶茶。

- 跟大象产生共鸣：它们要怀孕20～23个月。

- 烹饪美味佳肴。

- 放心，你不会永远怀孕的。你的小宝贝只是现在还没完全准备好。最新研究表明是胎儿发出了启动生育的程序。

- 开始学习编织。

- 吃些香辣咖喱饭。

- 采用针灸或反射疗法。

- 吃些新鲜的菠萝。

- 长距离行走能帮助胎儿入盆。

- 有充分乳头刺激的性交。

- 多喝树莓叶茶。

- 开始啃指甲。

- 试试奶奶喝过的蓖麻油鸡尾酒（玩笑而已，不可尝试）。

- 如果超过预产期两周还没生，那你就要做个扫描检查一下胎儿的情况了，看看是否还有足够的羊水以及胎盘的情况。米歇尔·奥当博士说，这项扫描检测是孕期中最有用的，但也是平常做的最少的一种。

如 果 想 要 引 产

如果对一个女人说，因为她的年龄问题将增加风险，那她的自信心就很容易会被破坏。从妊娠到分娩是一个很微妙的过程，所以千万别去担心，这对分泌生育所需的激素有害无益。引产可能导致在子宫颈尚未成熟和胎儿还没准备好的情况下提前出生（预产期常会被算错）。记住，引产过程易导致剖宫产。引产生育永远都不是理想的选择，除非有严重的、被确诊的医学原因再去做，而年龄不是一个医学原因。

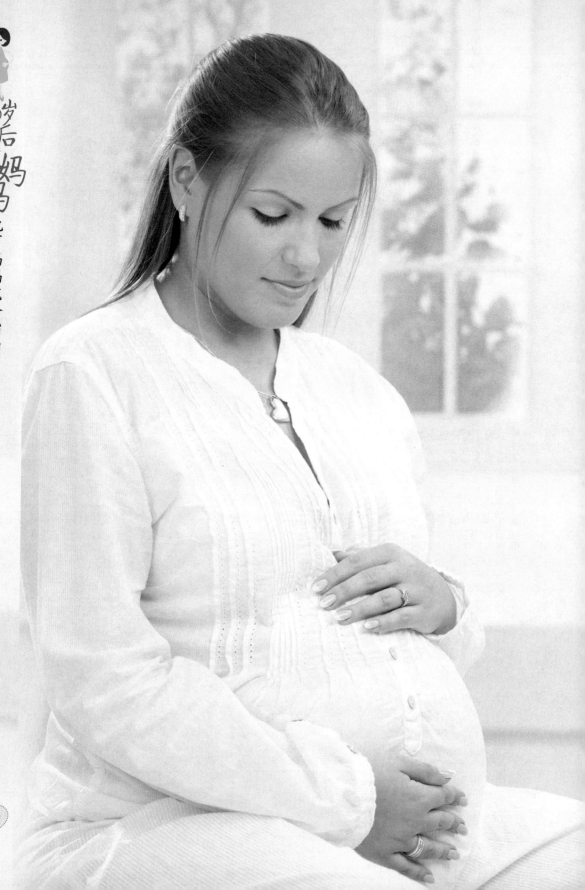

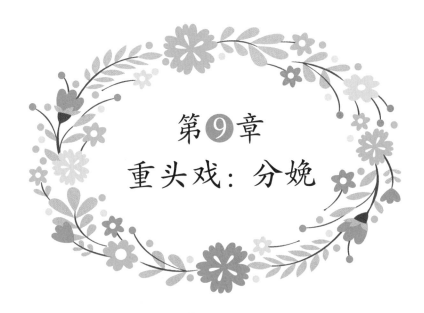

第❾章
重头戏：分娩

对待分娩的态度和做法总能反映出社会对女性和性行为的看法，在一个女人的生活中没有什么能像生孩子那样被干涉，被干扰和被控制。在这个过程中牵涉越多，神圣的女性地位被剥夺的也就越多。由于信仰的改变和新技术的应用，在对待这个问题上也产生了新的做法，但是，人们却并未关注这些新做法可能带来的副作用或长期后果。

人类的生育史

从原始时期到远古时代

女性是生命的缔造者，她们与自然之母和神相通。生育是一个值得庆祝的大事，与月相、种植和收获的周期相关。先古的人们普遍信奉祖先的灵魂和神奇的力量。大家也都认为，是婴儿开启了分娩程序，而宫缩不过是一种回应而已。那时分娩通常很容易，耗时也不长，在使用治疗性药草和护身符"神婆"的辅助下完成。主要的生产姿势有站、蹲、跪或者坐这些直立着生产的姿势。而树木、杆子和绳索在孕妇生产时起支撑作用。在古埃及，产妇们在用于生产的砖上蹲着或者跪着生产，而在希腊和罗马时期，产妇们坐在用于生产的凳子上生产。希腊医学院的希波克拉底和亚里士多德，他们从未在笔记中提及生产的疼痛或复杂的出生过程，并且主张在生产过程中不要"多管闲事"，因为"大自然是最好的医生"。

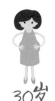
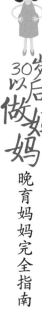

30岁以后做妈妈

晚育妈妈完全指南

早期基督教

女神的形象被摧毁，取而代之的是基督教。随着教会力量的不断扩大，女性在宗教和社会中被排挤到了次要的位置。助产士、治疗师和神婆们因为巫术被联系到了一起，而修道士和牧师成为当时的医学权威。法律规定，妇女在怀孕和生产期间要被隔离起来，因为她们犯有"淫荡罪"。助产士被废除，使得分娩的妇女孤立无援。生产因此变得让人恐惧。有的《圣经》译本说，痛苦的分娩是对夏娃原罪的惩罚，因此"夏娃的诅咒"为众人所知。

中世纪到 17 世纪

助产术东山再起，大部分的分娩也因此获得帮助。产房也都关上门窗、堵住锁孔、拉下窗帘并点上蜡烛，一切在为生产做准备。人们认为这种昏暗但不失温暖的氛围可以保护产妇免受恶灵与寒冷之苦。产妇们使用各种生产姿势，但是通常都不是在床上，而是在灶台前。如果分娩很慢，助产士会用草药来催产，助产士有很多方法可以接生胎位不正的婴儿。男医生只处理一些突发事件："当男医生出现时，那就意味着母子中最起码有一个人要死掉了。"

18 世纪

科学越来越受欢迎，尤其是在上层阶级中。在 18 世纪 40 年代，产钳在生产中被广泛使用。但是，很多医生并没有接受相关培训，很多妇女死于传染性很强的分娩（产后）感染。到 18 世纪中叶，上层社会的分娩风俗开始发生变化。医生看到了接生的经济利益，使助产士也因此失去了原有的尊重。外科医生呼吁改变以前在昏暗房间里接生的方式，倡导应在明亮通风的房间里接生，因为他们认为这样可以避免分娩后感染。为了证明他们的存在，在接生过程中医生们常使用产钳和药物进行干预。医生们通常建议妈妈们要用母乳喂养婴儿，并观察一个月的"产后"期。上层阶级的妇女会聘请奶妈，而下层阶级的人们和更传统的家庭仍然选用"老式"生产法。

> ### 历 史 上 两 个 著 名 的 助 产 士
>
> 凯瑟琳娜·施拉德尔，一名荷兰助产士，她从 1656 年到 1746 年，帮助接生了 3 060 人。她每次接生完后都会做笔记。她接生过 70 对双胞胎和两对三胞胎。她共完成了 88 个臀位接生。在 6 例前置胎盘中，她亲手剥离胎盘取出了婴儿。她助产过的产妇总死亡率是 5%，这个数字低于美国 1936 年的平均水平。

玛莎·巴拉德，她一生在美国缅因州协助接生了近 1 000 人。在她的日记中，仅从 1785 年至 1812 年就记录了 814 次接生。玛莎跋山涉水，踏着厚厚的积雪，跨过结冰的河流去给临产的妈妈们接生。她助产的妇女中只有 5 名母亲没能幸免，但没有一位是在她接生过程中死亡的。她还是一名治疗师，很了解药草。

19 世纪

反对"文盲"助产士的活动持续不断，与此同时，为了承担严守家庭的角色，妇女们也被踢出了"理性科学"的圈子。男性外科医生在接生方面的优势地位在欧洲各地和美国中产阶级中被广为接受。产后发热达到了灾难性的比例，例如 19 世纪 40 年代，在维也纳大学诊所里产妇死亡率上升到 49%。19 世纪 40 年代后期发现，疾病是通过外科医生用不干净的手对妇女进行阴道检查传播的。据说是"医生和疾病手拉手进入到毫无戒心的病人体内"。到 19 世纪（维多利亚时代）中期，越来越多的人认为文明的女士们太脆弱以至于不能像"女汉子"一样生孩子。由于穿紧身衣、放纵自己、缺乏活动，女性们变得不太健康。她们躺着分娩，需要用麻醉药，并需要用产钳之类的辅助工具。镇痛成为时尚母亲们的追求，尤其是用氯仿和乙醚麻醉，有些母亲们分娩时用药过量，这导致许多孩子生下来就有病。这也形成了人们去医院分娩的趋势，因为在医院才有可能掌控好麻醉过程。软食，一种面包、水和糖的混合物，是用来喂养新生儿的。古老的分娩仪式仍在贫穷的农村地区延续着，但即使是在这些地区，这种仪式也开始减少。得益于新的无菌措施，剖宫产在 1882 年成功问世了。

20 世纪

直到 1900 年，大多数的生产仍然在家里进行，男性医生参与了几乎所有的生产，而助产士们则照顾了那些请不起医生的产妇。到 20 世纪 20 年代，医生们相信"正常"生产非常罕见，以至于在分娩时使用"常规干预"，包括镇静措施、外阴切开术和产钳助产来避免麻烦。尽管由医生主导的住院分娩趋势与日俱增，但产妇死亡率在 1900 年到 1930 年之间达到高峰，每 10 万人中就有 600 到 700 人。婴儿的死亡数量也在增加，其中部分原因是干预过度或者操作不当。在 1914 年，德国的医生们开始使用"黎明睡眠法"或"朦胧睡眠法"，

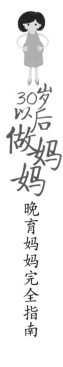

这种趋势迅速蔓延。这种方法最初作为一种抑制痛苦的疗法很受欢迎，几十年后人们才知道这种吗啡和东莨菪碱的混合物对产妇来讲是多么残忍。它只会暂时地麻木产妇的疼痛，使产妇处于一种迷茫的状态，这意味着产妇们对生产过程完全没有印象。麻醉剂使得很多产妇处于充满幻觉的狂躁状态，她们会使劲晃动，撞击头部，以至于生产的时候要把她们绑住固定起来，垫上衬垫，避免留下皮带痕迹和瘀伤。有些产妇的腿被夹在马镫上几个小时，直到医生来把婴儿从产道里用工具取出来。"朦胧睡眠法"在 20 世纪 30、40 年代成为最受欢迎的接生方式，在美国，直到 20 世纪 60 年代、甚至 70 年代都还未过时。

英国医生格伦雷·迪克·里德曾经在伦敦东区贫民窟和第一次世界大战战壕里看到女人没有痛苦的分娩过程，他在 1933 年出版了名为《没有恐惧的分娩》一书。他说因为怕疼而产生的恐惧和紧张应该受到指责，应该教育女性使分娩变成一种快乐的经历。但他的想法却受到医学机构的排斥。直到 1960 年，几乎所有的生产仍都在医院进行，并对胎儿进行连续监控。母亲们无一例外地与新生儿分开，新生儿睡在婴儿室里，喝配方奶。

1974 年弗雷德里克·勒博耶出版了一本叫《无暴力分娩法》的书。他从婴儿的角度解释生产，提倡从子宫到现实世界做一个无恐惧、零创伤的转移。法国人米歇尔·奥当引进了生产池和产房如家的概念。在美国，艾娜·梅·加斯金使直接介入助产学得以推广。基于助产士良好的接生成果和相当少的医疗干预，她在 1975 年出版了《精神助产》一书。消费者团体和妇女运动开始批判医院对分娩的过度干预，自然分娩运动得以强劲发展。然而医疗机构仍不鼓励在家分娩，声称在家分娩很危险，在美国的一些地方，在家分娩甚至被定为非法。到 20 世纪 70 年代中期，硬膜外麻醉开始在医院中使用，给女性"无痛分娩"又多了一个选择。

工业化的电子时代

现如今大多数的分娩都是在一个高度医学化、以科技为中心的环境中进行的。起作用的最主要因素是时间和金钱。医疗机构需要履行协议，还要遵循严格的安全预防措施。侧重于风险管理的系统会带来一些不必要的程序。这是妇产科学管控分娩的重点。人工诱导、分娩展开和干预仍然是标准的生产程序和无理由的常规管理。医务人员依靠昂贵的医疗器械和麻醉药物接生。除此之外，对产妇家人的诉讼与日俱增的恐惧煎熬着他们，这就使他们赶紧要尽可能多的控制生产过程。剖宫产是一种常用的接生方法，因为这种方法对医生有利，他们只要花 20 分钟就可以搞定，并且被诉讼的可能性更小。

择时分娩

据统计，大多数生产都是在周一到周五上午 9 点至下午 5 点这段时间进行的。在重大节日会有一个生育高峰期。难道你就不对此感到好奇么？

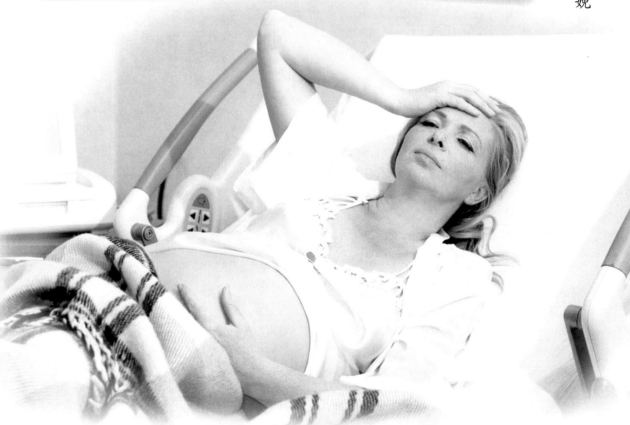

安全分娩

如果你反复被告知有些事情可能会不妙，那你就会慢慢相信了。在大多数人的心目中，分娩是一个紧急的医疗过程，因为我们在电影和电视里看到的就是这样。尽管事实是围产期和产妇死亡率处于历史低位，但仍有一种将生产风险戏剧化的倾向。其实，得益于健康水平的改善、治疗现有疾病时的清洁程度和方法，分娩从未如此安全。并非是转到医院分娩和增加了医学干预才使得围产期死亡率有所改善，抗生素的出现、血库和更健康的母亲

157

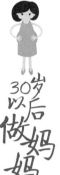

都是使分娩变得更安全的原因。因此我们或许该相信真实的科学证据。

我们有足够清晰的数据可以很严肃地质疑已经变得工业化的产科分娩方法。来自官方的统计数据和具体研究的证据一致表明，非医学环境会降低婴儿死亡率、产妇死亡率和剖宫产的概率。

自然的无并发症的分娩是多么正常

● 当英国的一家农场助产士中心在 20 世纪 70 年代初成立时，186 名妇女在没有任何手术或医疗干预的情况下完成了生产，第 187 位产妇做了剖宫产，而第二例剖宫产直到第 324 位产妇分娩时才实施。40 年后有成千上万的婴儿出生了，剖宫产在农场助产士中心的采用率仍然低于 2%(在许多美国医院，这个比例达到了 40% 到 50%)，只有不到 1% 的生产用到了产钳或抬头吸引器，没有一个用过麻醉剂，少数情况下的急诊病例除外。超过 95% 的产妇是在家中分娩的。

● 在 1753 年，百科全书编纂者威廉·姆斯梅利估计 92% 的生产可以是自然分娩。

● 自然顺产在凯瑟琳娜·施拉德尔的接生病例中占到了 94%(见 156 页)。

● 世界卫生组织的统计数据显示，85% ~ 90% 女性可以毫无问题的生产。

● 催眠生产法的创始人玛丽·蒙根相信，95% 的女性可以舒服地分娩。

● 两项大规模的研究跟踪调查了未在医院生产并由训练有素的助产士接生的健康妇女们，研究结果显示 95% 的产妇是正常的自然分娩，生下来的宝宝也很健康。

英国国家病患安全机构调查了在 2003 年 11 月和 2006 年 6 月之间 60 000 个妇产科医院的产房失误，发现有近 18 000 名分娩妇女遭了不必要的损伤，其中有 1 000 名伤势严重，英国国民健康保险机构每天能接到 10 例左右关于分娩问题的投诉。

对比

荷兰在工业化国家中的家庭分娩率是最高的(达 30%)，剖宫产率却很低(2% ~ 6%)。在荷兰，家庭分娩的围产期死亡率(包括转移)是医院分娩围产期死亡率的 1/7。如果一名荷兰妇女说要去医院生产，每个人都会问她："为什么？出什么问题了？"单独助产士就可以处理所有生产的 75%。是荷兰女性在生产方面更聪明吗？不，仅仅是因为质疑助产士的审讯没有发生在荷兰这个国家。

美国拥有世界上最昂贵的产科护理，而美国却是西方国家中婴儿死亡率最高的国家之一，排名第 41 位。美国的产妇死亡率是荷兰的两倍多。剖宫产率从 1996 年到 2006 年增加了 50%，目前占到了 31%，这个比例高于大多数工业化国家。只有 0.5% 的生产是在家完成。由于美国私人医疗和保险制度的发展，如果医生完成了更多的程序就可以赚到更多的钱。在这个竞争激烈的市场中，助产士被产科医生弄得很被动，只能私下里接生一些，因为 92% 的生产都是由产科医生控制的。在医生强烈的游说下，美国医学协会声称在家分娩是危险的，因此大部分保险公司不会为在家分娩担保。

我们已经摧毁了助产术；这个职业的技能已经下降，关于生产的认识已经恶化。医生不再了解自然分娩，他们所知道的只有手术了。生育的结果比以前还要差了。美国的这种生育模式现在已经影响到东方国家了，比如说印度。

——艾娜·梅·加斯金（作家及农场助产士中心创建者）

从恐惧和痛苦到极乐

神话和恐惧

在过去的几个世纪里，我们失去了很多关于无痛分娩的知识。认为分娩是危险和痛苦的想法仍反映在当前的分娩行为中。文化状况导致我们很害怕这个我们自己真实能力的原始行为。在我们之前无数女性确实经历过痛苦不堪的分娩过程，这些经历通常是由于消毒不彻底或严重的手动医疗干预造成的，尽管这些干预的本意是想帮助她们。现代技术在拯救生命方面是非常好的，但是我们应该认识到，也恰恰是技术往往会率先引发生产问题。

现在有了对生产的认识和非凡的健康体魄，我们比前人享受多了，因此我们没有理由去害怕分娩。为了拥抱真正神奇的生产经验，我们需要放下恐惧。恐惧的传染性是很强的，它奴役我们，在我们身上创建一种顺从的受害者意识。为什么我们要把这个我们一生中最重要、最鼓舞人心的事情拱手相让呢？女士们！是到了我们收回女性权力、尊严和自由的时候了。

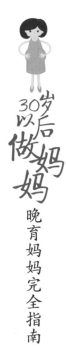

> 我想告诉女性同胞的就是：走出那个医疗系统吧。我们的心灵深深陷入医疗系统的泥坑，以至于我们都不能拥有我们自己的身体。
>
> ——克丽丝汀·诺斯鲁普博士

完美的设计

女性拥有为生育而设计完美的身体。子宫其实就是一块肌肉，一旦分娩开始，它就会开始轻轻地把孩子往下推。可以说分娩其实就是一块非常强大的肌肉的伸张。宫颈在怀孕期间是封闭的，为的是把胎儿包在里面。宫颈主要由纤维组织组成的，在分娩期间就会慢慢松弛。连接四块盆骨的韧带在怀孕期间会慢慢软化，为分娩做准备。与此同时，分娩时大脑会分泌许多效果强大的内啡肽，这些内啡肽的效果是吗啡的成千上万倍，它们比任何一种止痛药效果都好。它们有很好的镇定作用，可以使产妇心无旁骛，进入到一个本能展现分娩的状态。我第一次观察到这一点是我去看朋友分娩的时候。有那么一会儿她的眼睛变得呆滞无神，到达了那个忘记疼痛的境地。这个过渡期像是看到了奇迹，在这之后没有多久，她的儿子就顺利地出生了。这样的分娩可以对产妇的生活产生深刻的影响，因为它让产妇认识到自己拥有巨大的潜力。

控制疼痛

如果我们临近分娩时心里很害怕，就会释放应激激素，通往子宫的动脉会产生收缩，形成一种冻结的作用。血液和氧气供应进一步受到限制，因此就会收缩子宫和子宫颈内的肌肉。如果肌肉间相互不能协调，你就会感到疼痛。如果婴儿的头部被推向下面那些紧闭、毫不放松的肌肉，产程就会延长，那这次分娩就变成了很痛苦的分娩。

如果你认为你对生产还有未解决的或心理上的恐惧，那你确实需要准备好，比如可以通过重生或催眠疗法。记住身心相连：头脑去想，身体力行。在古代，我们会举行生产仪式，召唤心灵的力量和防护力量来引导我们。现代医学替代了这些仪式，使生产的过程失去了人性化。这就是为什么让你置身于积极的生育故事和想象中。我们用仪式纪念人生中的其他里程碑，为什么就不能为这个重要的经历也创造一个呢？

直立的姿势在古代就使用，现在这些姿势也仍被世界各地的少数民族使用。站着、坐着或蹲着可以帮助扩张，也使宝宝的头更容易出来。还有，不要跟分娩相对抗，神经紧张、尖叫着喊"不"，这样会使身体收缩。接受这种收缩或是蹦出一句"是的"使身体打开。你不必非要喊出来"是"，想想就够了，转圈或旋转你的臀部也会有所帮助，因为这是基本的能量运动。从 DNA 的排序到星系的形状，这种运动在宇宙中随处可见。

艾娜·梅·加斯金谈到，分娩中的女性像是一种自然力，就像浪潮、龙卷风和火山一样。生产是要顺应这种自然力的，而不是反抗这种原始的能量。

另一个扭曲的概念是强制推动。那会适得其反，因为它会关闭下面的阴道肌肉、产生压力，并使实际分娩的速度减慢。被麻醉的产妇感受不到宫缩，这就是为什么医生告诉她们用力。但当分娩是由产妇自己控制的话，她的身体会自然打开，不需要善良的护士大喊"用力！"来教你怎样做了。催眠生产者主张靠调整呼吸将婴儿推下来，米歇尔·奥当博士讲到胎儿的排出反射，这是由分泌大量肾上腺素引发的。

> "心理恐惧导致身体紧张，身体紧张导致不必要的痛苦，"这是格伦雷·迪克·里德在 20 世纪 30 年代得出的结论。东部贫民窟的一个女人，没有任何帮助，不慌不乱地生完孩子后，对格伦雷·迪克·里德说："生孩子不痛。它也不应该痛，对吧？医生？"

痛打"它好痛"的歇斯底里

为什么已为人母的妇女们会告诉其他女人，那些怀了孕还没有生过孩子的女人，她们关于生产的恐怖故事？这是一种大男子气概吗？争相展示自己的伤疤，是咱们很典型的文化吗？吓唬那些即将为人母的女性是一种不够体贴的行为，也会误导人的。每个女人都应以充满希望、勇气和乐观的心态去迎接她自己生产的机会。生产是你一生中最重要、最紧张、也将是最美妙的经历，所以不要让任何人破坏它。如果你有一段糟糕的生产经历，藏在自己心里对谁也不说，直到你想分享这段经历的那个女人也能分享她的生产故事时为止。

触及本能

理想的分娩状态非常简单，正如米歇尔·奥当说的：一个人不能控制她的生理过程，

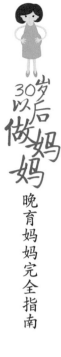

关键是不要去阻碍它。奥当博士和其他分娩专家认为，女人在分娩时需要隐私和安全以减少大脑皮层的活动。这个"理性的头脑"或"智慧的头脑"是人类专属的，它能抑制生产过程。如果分娩中的产妇可以减少人类大脑的活动，而让哺乳动物本能的大脑接管工作，她就可以去到"另一个境界"。如此一来，激素的分泌会更顺畅，分娩也变得更容易。这就是为什么一个处于分娩期的妇女需要免受任何形式的对理智大脑的刺激，如语言交谈或周围有太多的人。她不应受到干扰、中断或分心。分娩的过程也不应该受到干扰，因为它可能会打乱生产激素和微妙的生态平衡。这种对隐私和安全的基本需求是所有其他哺乳动物生产时都会追求的。它们通常会隐藏、隔离自己。任何危险的迹象，或试图将它们移动到一个新环境中去都会扰乱分娩，在某些情况下，分娩甚至会停止。在玻璃笼子里生产的老鼠会比那些隐藏起来不被看到的老鼠在生产时出现更多的问题。人们认为在更远古社会的妇女分娩很容易，因为她们是在完全隐私的环境下进行的。

> 当有人在产房里惊扰产妇时，阴道不会很好地扩展开。思想控制着身体，受到任何一种形式的威胁，血都不会流到身体的那个部分。一个男人在有人看着他并且告诉他快点时，他是不会勃起的。长久以来，我们已经摒弃了母亲的感觉并不重要的想法，她们的感觉当然重要。
>
> ——艾娜·梅·加斯金

如果可能的话，应尽量避免阴道检查、连续的胎儿监测、人工破膜和引产药物。

> 最尊重生命、尊重地球的那些文化——比如毛利文化、俾格米文化、回乔尔人文化，也是那些尽可能少扰乱母婴关系的文化。
>
> ——米歇尔·奥当

俾格米人有一个很有趣的例子，她们的分娩非常简捷，而她们的婴儿却是世界上按照比例来讲最大的，出生婴儿的体重约有母亲体重的十分之一，也就是说我们要生 6.35 千克重的婴儿。当分娩开始时，俾格米产妇会和两个助产士一起唱着歌，很高兴地走到河边。生产的时候到了，产妇会和助产士们一起深呼吸，体会一种"强烈的一体感"。产妇分娩之后会唱另一首歌给她的宝宝作为庆祝。当她回到村里时，孩子爸爸会来迎接婴儿，并感谢妻子。

可供选择的温柔的生产方式

- **催眠生产法** 研究显示催眠疗法比一些最强的止痛药还有效。通过自我催眠、积极思考、呼吸和想象，可以达到深度放松的效果。要了解这项技术可以去找催眠师、书籍或视频。

- **积极生产法** 一个强调激励自主和顺产生理学的方法。你可以在怀孕期间（几个晚上或一个为期两天的集中时间）了解一下进程。你可以了解一下支持直立生产体位的呼吸、放松和本能的运动。其中包括为分娩做准备的按摩和积极的想象，这都非常需要伴侣的配合。

- **温柔生产法** "吉亚拉尼法"为孕妈妈们提供了一个为分娩做准备的规划，其中包括怀孕整个过程中的约瑟夫森的创意治疗按摩技术、足底按摩、阿育吠陀、鲍恩疗法、颅骶骨推拿疗法，和持续整个孕期的每周自我催眠生产准备课程。

- **平静生产法** 这需要冥想和身心药物方面的最新发现，让分娩变得简单有力。

- **放松生产法** 瑜伽、冥想和呼吸技术可以用于催生和生产期间的放松。

- **针灸和按摩** 研究表明，给一些部位扎针或者压迫会激发内啡肽的分泌，从而阻止疼痛信号的传递。这种方法在东部地区的分娩中已被广泛应用了几个世纪。刺激气能量的流动被认为可以释放造成疼痛的阻塞。

- **反射疗法** 通过按摩双脚的某些部位，可以起到放松子宫、刺激脑垂体分泌的作用，从而缓解疼痛，缩短分娩时间。

- **水疗** 温水可以放松紧张的肌肉，缓解疼痛。你甚至都想在浴缸里生产了。

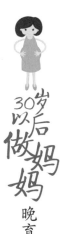
● **芳香疗法**　精油结合按摩可以缓解背部疼痛，让人更放松。

● **巴赫花疗法**　可以放松，使人感觉更舒服。理想情况下可以与其他方法，比如反射疗法相结合。

● **顺势疗法**　请顺势治疗师给你做一次针对焦虑、疲惫和疼痛的治疗。

爱情与生产的完美生化结合

因为科学发现了神经递质是如何工作的，那么生育就可以是一次感性、性感的经历。爱情激素可以激发分娩时收缩的催产素，在性交时也会出现（生孩子和要孩子时有很多共同之处）。待产时，大脑会加速分泌强效 β 内啡肽，也就是天然的快乐镇静剂。它们负责降低疼痛感，使你进入一种快乐的、变换了的意识状态，也就是从痛苦进入到快乐。一旦你进入了这种幸福、欣喜若狂、甚至是亢奋的状态，就会分泌一股肾上腺素，不久之后就会生产。这种紧张的时刻会促进生产，不管是神经上还是身体上都跟高潮很相近。有人说这是一个女人能体验到的最接近"上帝"或"纯爱"的时刻。激素能使人处于亢奋狂喜状态大约一个小时，就好像是大自然完美地为母子俩安排了能够彼此爱上对方的亲密相连的时刻。

分娩对于胎儿意味着什么

分娩对人类来讲是一个重要的时刻。它是我们安全留在子宫时间的终结，也是我们身体适应系统发展的一个重要时刻。生产完后再不会有这种强度的阶段，理论上讲它关乎我们爱的能力。健康领域的微生物学家和研究人员认为，我们会记住子宫，这个孕育了我们身体上每个细胞的地方。尽管你没有去刻意地记住它，但是降生人世的经历仍会影响我们的整个人生和个性。这种边缘化记忆让我们的出生和童年早期都充满了快乐，所以我们一生都在下意识地再建这些经历、情形和感觉。

硬膜外麻醉

如果你已经读了上面的所有内容还坚持这样想："不行，哪怕是有一丁点疼痛我也不要自己生"，那么还有一种更激进的镇痛方式。你可以在第一次宫缩出现时就进行硬膜外麻醉。你也可能因为感觉分娩时间太长或者要比你想象的疼，想要打麻醉剂。这并不是犯罪，你也不会遭受歧视和排斥。许多产妇在麻醉后可以简单舒适地就完成生产。

它的优点是，你只是腰以下的身体被麻醉，因此你还可以有意识地看着孩子出生的过程。然而，它也有以下这些缺点：

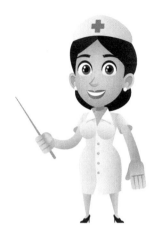

1. 你不会有之前提到的催产素高潮。
2. 会有一支不大的空心针扎进你的脊柱注射麻醉剂（这会让你认为分娩很痛）。
3. 你不能在分娩池中生产，而是要被安排在一个监护室中。
4. 你的血压会下降，还可能会出现一些罕见的凝血并发症。
5. 如果脊髓液泄漏，你可能会连续几个小时甚至几天都发生剧烈的头痛。
6. 分娩过程会慢下来。
7. 你的宝宝可能会有不良反应（这就是为什么要持续监测他的心跳）。
8. 最后采用产钳分娩、吸出式分娩或者剖宫产的可能性会增加。

"他们给你什么你就接受什么。分娩不是对毒品说不的时候。"在我怀有 8 个月的身孕时，在一次女性联谊时得到的建议。

其他的镇痛方式是使用安桃乐（气体和空气）和哌替啶。安桃乐对有些女性管用，而其他的女性却发现这种药会让她们感觉恶心、口干舌燥。哌替啶是一种经常用来镇痛、放松的镇痛药，它会使你感觉昏昏欲睡，甚至恶心。这种药物也会通过胎盘将同样效果传到婴儿身上，经常会使宝宝在出生后疲惫到不想喝奶。全身麻醉很少使用，因为它会使母婴都昏迷，孩子也会因此出现运动技能困难以及长期的行为紊乱。

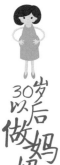
形形色色的分娩方式

不可否认，分娩的方式五花八门，互联网上也可谓应有尽有。你的熟人们都会推荐给你一种方法，如果你提议说想在家中分娩或选择水中分娩，你母亲可能也会给你推荐另一种合适的分娩方式。

家中分娩

在英国，在家分娩呈上升趋势，从理论上讲，家是一个最有利于分娩的环境，因为它对产妇来说很熟悉、最隐私并且干扰最少。也意味着你在宫缩时不需要到处乱跑。在家里与新生儿亲密接触比在其他任何地方都容易。

如果能请一位有资质的助产士，那你的生产风险就会很低。除非你有其他已知的并发症，否则不管别人苦口婆心告诉你什么，事实上大龄产妇第一次生产的风险等级是较低的。你可以把荷兰人分娩的事例告诉那些怀疑论者，你也可以通过上网找一些在家分娩的故事激励自己。如果有足够的信心选择家中分娩的方式，那你就得坚持到底。

> 我真的很优柔寡断，内心焦虑，谨小慎微。我对很多事情都很紧张，比如说开车。但在生产这件事上，却像是回到了本真的我。我从没像现在这样果断、坚强、能干。
>
> ——玛格丽特（38 岁在家分娩）

在家分娩如果不比在医院或者诊所更安全的话，那至少也是跟它们一样安全，这一点已经得到证明。医院中许多病房并不干净，而且抗药性的病菌相对较多，所以从感染角度来讲家里对母婴都要更好。即使产妇无法按照原计划在家中生产，助产士会提前安排转移到医院，他们不会等到真正紧急的情况出现。助产士也有治疗产后出血的紧急药物和婴儿复苏仪等基本医疗设备。在某些特殊情况下，助产士采取的第一步措施与在医院里是一样的。一项研究显示，手术团队平均需要 43 分钟去处理由于胎儿危机产生的分娩期间的紧急剖宫产，这意味着一个已经身在医院的病人并不会比一个从家里转移过来的病人能更快上手术台。

当我有第四个孩子时，我已经 42 岁了。之前我的子宫做过手术，如果我去医院生产，他们肯定会把我当成一个高危病例。但是如果可能的话，我想要一个正常自然的分娩。我选择留在家里生产，自己感觉很有信心。我知道去医院也就是 5 分钟的路程，即便有事也没什么可害怕的。我的身体知道该做什么。这次生产很紧张，效率也很高。就在我站起来时，儿子出生了，他重达 5 千克。任何一个在这个年纪想在家分娩的女人都会很明智地选择那些很了解分娩、又能信得过的人，选择他们作自己的助产士。

——珍妮特·博拉思卡斯（积极生产的创立者）

有些准妈妈喜欢有各种各样的人，比如一个好朋友、助产士或者家人在她身边陪伴。生育专家们都反对有太多的人在产妇身边（尤其是第一次生产），因为那样在分娩过程中会影响产妇，让她压力更大。所以请慎重选择你的亲友团（生产时在你身边的人），那些自己都还没有愈合生产创伤的人可能会把这种恐惧投射到你身上。理想状态下，你的陪从在你需要时要能帮上忙，不需要的时候就静悄悄地隐身。

当谈到丈夫时，这似乎也很有争议。像教练那样指挥一切的丈夫并不好，但是有生产恐惧症、紧张不安的丈夫也不行。尽管从理论上这样讲不太正确，但是事实就是女性在没有丈夫在场的情况下生产会表现得更好。在那些女性很容易生产的地方，分娩被认为是女人的事。如果男人扮演一个角色，那就是主外，能养家糊口，让女人感到自己受保护，有安全感。米歇尔·奥当建议在分娩时不要让任何人在产妇身边，当然除了一个接生经验丰富、慈母般的、肾上腺素较少的助产士之外。

如果你要选择一位助产士，那就选择缄默能力最强的那位。 ——米歇尔·奥当

如果你的宝宝生产时胎位不好，出生很困难，或者你想要做 VBAC（剖宫产术后再次妊娠的阴道分娩），那你就找一个在这方面有经验的助产士。

水中分娩

水对产妇的肌肉和会阴有很好的放松和软化效果，也有证明说它会增加催产素和内啡肽的分泌。在子宫口通常扩张至5cm的时候进入分娩池，这样可以加速生产进程。水中分娩还有一个好处就是，它可以让你有隐私感。胎儿在羊水里生活了9个月，所以被生到水里是她从子宫到人间的一种温和的过渡方式。然而，很多产妇会在最后一刻从分娩池出来，因为她们觉得在"陆地上"生产更舒适。水有愈合的特性，从古代开始就被用于生产。毛利人经常在靠近海洋的潮汐池里生产；在波利尼西亚，她们在温暖的由珊瑚礁形成的咸水湖里生产。20世纪80年代，在俄罗斯附近敖德萨有过一场有意识的生产运动，在那里婴儿会定期在黑海中出生。现如今你可以租用或购买家用分娩池。在英国，许多生产中心都有游泳池。

生产中心

一些女性想要选择自然分娩，但又感觉如果能靠近医院设施会更放心。现在英国的生产中心大部分都是助产士开的，这往往会导致更少的干预。当前英国的许多生产中心都有像家庭一样舒适的产房和分娩池，可以为产妇提供氧气和静脉注射。生产中心大多数都隶属于医院，这样当产妇出现并发症或需要做硬膜外麻醉时方便入院。生产中心主要的缺点是生产设施、工作人员和对分娩的态度因人因地而异，所以要事先有所了解。很多生产中心人手不足，往往希望产妇速战速决。

"进展不畅"往往也会导致转院，即使这不在你的计划之内。生产中心必须履行某些协议，尤其当产妇还是初产时，这些体系难以撼动。在你的产程中跟一个专横的助产士争论并不容易。你需要迅速决断，毕竟留在产房的时间是有限的，因为你还"占用着宝贵的空间"呢。不要犯过早入住生产中心的错，在后期阶段入住意味着你更有可能一直留在这里直到生产结束。

我走进诊所后，他们试图做的第一件事就是在我的胳膊上实施静脉注射。我简直就要推开助产士。要不是我的生产陪从帕特，估计他们就会一意孤行给我用上所有的药了。我真心建议生产时带一个很好的女性朋友或者陪你一起的一个人替你协商所有事宜。甚至需要请个律师来监督那些人，让他们不要为所欲为。

——卡拉（40岁和42岁时生育宝宝）

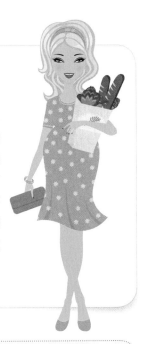

我年龄大，那又怎样呢？

如果你身体很健康，那就没有理由比一个年轻的产妇更难生产。通常的问题所在是人们的观念，而不是你的年龄。大龄初产妇可能会更害怕，而且为此大伤脑筋。照顾者的态度也会影响你的焦虑程度和做出的选择。因为快速生产是时下的分娩目标，当生产超过了24 小时的时候，人们就开始担心潜在的风险和对宝贝的危害。研究表明，大龄初产的妈妈们经历过的高强度产科干预（如引产、辅助生产和剖宫产）并不是真正用于处理并发症。这意味着在大多数情况下的干预在医学上是不合理的。

　　并不是年纪越大生产就越困难。任意一个随便做出这种判断的人都没有充分的理由。我见过很多年龄超过 40 岁产妇的生产案例。如果是第一次生产，则可能需要克服更多恐惧，如果这个产妇还没有准备好，那这种恐惧可能会持续更长时间。但是大部分人的表现都处在正常的范围之内。

—— 艾娜·梅·加斯金

　　根据我的经验，大龄孕妇对身体方面懂得更多，相比之下，年轻的女性则更心烦意乱。大龄产妇在生产的时候会做得更好，因为她们听从呼吸指令，并且呼吸调节得也很好。

—— 弗兰尼斯·巴布艾拉·弗里德曼（孕期瑜伽的先驱，优生之光的创办者）

　　在没有明显怀孕并发症的情况下，大龄产妇分娩的风险不比年轻的女人大。

—— 英国杂志《妇产科学》

　　选择恰当的出生环境和恰当的护理人员或许是你能为分娩所做的最重要决定，因为它会影响到结果。

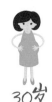

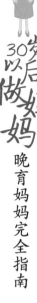

助产士

在态度和经验方面有巨大差异：一些助产士非常强调技术，还有的助产士则支持完全无药的家庭分娩，还有人则保持中立。在生产之前先问好他们的生产哲学是什么倒是一个不错的做法。

生产中心、诊所或医院

确保医护人员会按照你的愿望在生产完后让宝宝跟你留在一起。理想情况下应适用下面这几条：

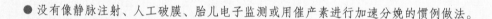

● 引产率低于 10%。

● 外阴切开术率低于 10%。

● 剖宫产率低于 10%（在医院治疗高危病例时低于 15%）。

● 没有像静脉注射、人工破膜、胎儿电子监测或用催产素进行加速分娩的惯例做法。

我做了 12 年的助产士，但是我不干了，因为我实在忍受不了妇女被那样对待了。医院的政策不是从产妇的利益出发，也做不到始终如一和从事实出发。政策因医院而异，并非根据调查而制定，它基本上都是编造出来的。我见过很多女性，她们本来没有必要进行剖宫产却被施压而身不由己地做了，只因她们无法做决定。很多女性在生产的时候受到侵害和创伤。而我发现自己分娩时完全不痛，因此我坚信，是我们已经习惯了期待疼痛所以就会产生疼痛。

——菲奥娜（做过助产士，现在是催眠生产术导师）

医院

像硬膜外麻醉或剖宫产这样的治疗，你都必须去医院。一旦到了医院你基本上就成了一位病人，会有人告诉你该做什么。如果这就是你想要的，那就躺下来好好享受高科技的冲击吧。如果有一个正确的态度，去医院分娩也会是一次很不错的经历，很多女性在有专人照顾时表现很好。尽管诊所的情况不尽如人意，但是你的宝宝仍可以温柔地来到世间。也许你只需要在一些事情的处理方式上态度更坚定一点。

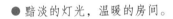

> 我的同卵双胞胎宝宝之所以能成功而又幸福地出生，完全归功于精心的计划与准备。它来自一位出色的社区助产士的成功协助。一旦生产计划被研究和编写，那它就像律师之间的合同，在社区助产士、顾问、手术主任和我之间通过电子邮件来回沟通，直到"协议"经过打磨、精炼并最终签署下来。这些来来回回花了好几个月，但对于一个皆大欢喜的结果来说却是很必要的。当时我想要商讨的是能够让我和宝宝在手术室里肌肤相亲地在一起。这在大多数情况下是不可能的，因为手术室一般都保持非常冷的温度。我们达成妥协，婴儿由接生人员包裹起来方便我直接喂婴儿。母爱爆棚之际，导乐和技艺娴熟的社区助产士都说他们之前从未见过双胞胎在手术室里就同时接受母乳喂养，这是我能拥有的最理想的剖宫产了。
>
> ——卡米拉（43岁时生下了一对双胞胎）

婴儿喜欢什么

- 黯淡的灯光，温暖的房间。

- 一旦脐带停止搏动，就一刀剪断。

- 孩子出生后立即就把他抱到母亲身边，贴身放在一起。

- 让婴儿与母亲（父亲）进行眼神的交流。

- 不要做没有必要的检查。

- 护士做任何身体检查时都应该让婴儿在母亲身边。如果婴儿非要被带走，理想情况下应该由父亲抱着。

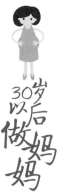
- 清洁婴儿的皮脂时不要用力擦洗他们敏感的肌肤。

- 称重、测量或任何必要的检查都应该在初次喂养之后进行。

- 尽可能地让婴儿留在母亲怀里（婴儿在子宫内待了9个月，这是过渡时期的"子宫空间"）。

- 要有足够的空间，要尽可能多次哺喂初乳（初乳是你分泌的首批乳汁，它包含重要的抗体，富含脂肪及蛋白质）。

- 大多数医院病床太窄，容纳不了婴儿也在妈妈床上，但会为婴儿提供摇篮。

- 多给宝宝一些拥抱、亲吻，让他多听熟悉的声音，比如妈妈和爸爸的声音。

- 将他置身于他可以识别的气味中（妈妈和爸爸的气味）。

直接后果

宝宝出生后产妇不受干扰很重要，这有助于排出胎盘。延迟脐带结扎、蹲着或跪着将有助于分娩。很多人嘈杂喧闹可能会妨碍产妇和婴儿的联系，并会抑制催产素发挥作用。如果你不想第一天就给宝宝洗澡，其令人难以置信的气味将激活你的母性本能和泌乳激素。如果你打算母乳喂养，那就先说清楚你不想让孩子喝配方奶粉，直到你的奶下来。早期的初乳喂养是最重要的，母乳喂养也会对你的子宫收缩、止血有所帮助。研究表明，在产后第一个小时内进行母乳喂养会提高婴儿的生存率。

阻碍母乳喂养的最好的办法就是在婴儿出生后至关重要的那几个小时内就把婴儿从母亲身边带走。

——艾娜·梅·加斯金

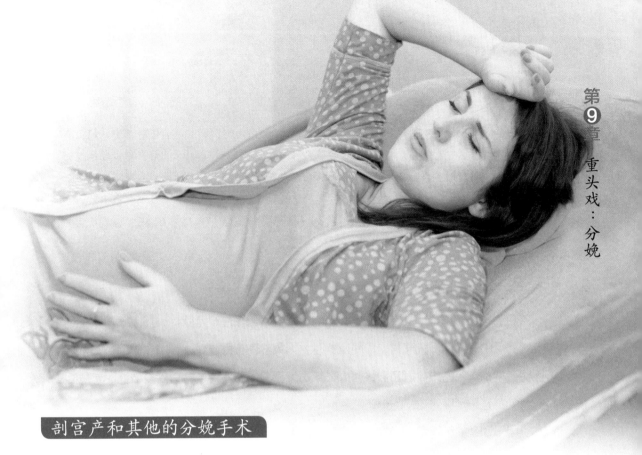

剖宫产和其他的分娩手术

催产素引产

　　最常见的生产干预就是催产素引产。在大多数国家，合成催产素并不会出现在分娩统计数据中，可能是因为它不能由医生管理。最常用的就是合成药物、前列腺素 E、催产素。所有这些药物共有的一个严重问题是会让你的宫缩更厉害，同时伴有异常的疼痛，痛到很多女性要求硬膜外麻醉。你不能自由走动以减轻疼痛，因为你在静脉注射，还需要监测设备。如果这些药物用于分娩过程，婴儿常常会陷入痛苦中，因此以手术结束分娩的可能性就增加了。如果这是第一胎，引产会使剖宫产的概率翻一番。另一个缺点是，合成催产素会阻碍自然催产素的分泌，因此你的大脑在分娩期间和分娩后无法释放非凡的母爱激素。

　　伦敦一所医院对 120 名初为人母的妇女做的一项研究发现，40% 的产妇认为她们分娩后抱着孩子的第一个情绪反应竟是很冷淡。

　　35 岁以上的妇女更有可能被诱导使用催产素引产。但请记住，年龄不是一个可以影响你分娩过程的理由。如果你不会因为年龄感到有压力，那他们就应该允许你自己慢慢来。

173

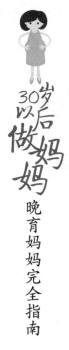

他们给我注射了前列腺素以便加强收缩，但是稍后却更疼痛。那种感觉就好像我在接受毒品康复治疗：我一直出汗、呕吐，也腹泻过。我一直像我之前学习瑜伽时那样试着呼吸，但药性太强大了。最终我要求硬膜外麻醉，然而分娩却因此停止了，监视器显示婴儿在里面很痛苦，我最终接受了剖宫产手术。

——安妮·玛丽（在36岁和40岁生育宝宝）

分娩药物对婴儿的影响

无论是为了镇痛还是要做引产，药物都降低了母子催产素受体，抑制了母子相连和母乳哺乳。由于医学研究非常昂贵而且费时，如果没有立即发现母婴发生很严重的副作用，即使长期的作用尚未被官方确认，大多数药物都会得以应用。"只要没被证明是危险就是安全的"是妇产科对药物的总体态度。

用于引产的新药物，比如米索前列醇，经常是未获批准就使用的。它的使用充满争议，被和严重的分娩并发症包括子宫破裂联系起来。各种单独的研究都发现，在分娩时使用药物会对孩子产生长期的负面影响，比如药物上瘾和孤独症。研究还表明，生产造成的创伤会增加青少年的暴力行为和自杀的风险。

胎儿电子监测

绝大多数科学证据都表明，胎儿电子监测并不会改善分娩的结果或者预防新生儿死亡。胎儿电子监测产生的唯一影响只有提高剖宫产率和产钳分娩率，因为它制造了很多假警报。研究证明间歇性监测跟连续监测一样有效。胎儿电子监测的成本巨大，例如，美国每年花费大约4亿美元用于胎儿监测。

会阴侧切术

曾经是一个"常规切口"，现在却被幸运地记录到妇产科的历史书中。研究表明，这种会阴切口会导致更多的感染和严重的撕裂，所以产妇们最好不要动这个刀。现在医生应该只在理由很充分的情况下才会做会阴侧切术。

产钳分娩

这些冰冷的外科钳子也在慢慢进入妇产科的历史书中，许多从业人员都极不情愿使用它们，或者甚至从没有接受过相关培训。产钳分娩在分娩中只占很小的比例，例如需要旋转处在一个不利位置的婴儿头部时才会用。在这种情况下宫颈必须完全扩张，还要做会阴侧切。可能会有一些婴儿的头皮出血肿胀，这种情况通常几天后会消失。据说现在剖宫产是分娩时的首选，因为它对婴儿和产妇的创伤比较小。

真空牵引分娩

吸引器或吸引罐是一个塑料杯，可以吸引胎儿的头，把它从产道里牵拉出来。它的工作原理跟产钳分娩是一样的，但是这种分娩方式通常用得比较多，是因为它在阴道里更容易操作。大约 5% 的分娩采用了这种方式。

剖宫产

毫无疑问，剖宫产是分娩领域的主要进步之一。在危及生命的情况下，剖宫产是一种很不错的选择，它能够切实拯救你和孩子的生命。但不幸的是，现在他们使用这种剖宫产太过频繁了。英格兰的剖宫产率是 24.6%，这个数字远远高于世界卫生组织建议工业化国家达到的 10% ~ 15% 的比例。

许多女性现在因为各种各样的原因"选择"剖宫产：医生可能会推荐剖宫产；产妇们自己害怕疼痛或者她们想按照自己的规划安排生产。这当然是一个私人选择，但是应该尽量避免剖宫产。除非在医学上有正当理由，否则胎儿是不会愿意在准备好之前就被"生"出来的。还有你千万别忘记，这是腹部的大手术，需要花更长的时间来愈合伤口。做完手术后，皮肤层、神经和经络都被切断了。还有一个对产妇来说更大的风险，那就是感染、神经损伤甚至死亡：死于剖宫产的女性是死于阴道分娩的 400 倍。这种方式出生的婴儿会有更多的呼吸问题，因为他们丧失了本应在产道里获取的有益菌，因而可能变得不够"健壮"。知觉神经系统也是通过阴道分娩"开启"的。

据统计，剖宫产在大龄产妇中比较常见。原因纷繁复杂，往往与个人选择、护理者的态度、生产环境有关，有时也因为别无选择。然而根据我的调查，35 岁以上的产妇有 24% 是选择剖宫产的，这包括分娩期间不得已选择的和主动选择的。因此，这个比例尚在国家标准之内。

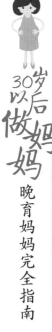

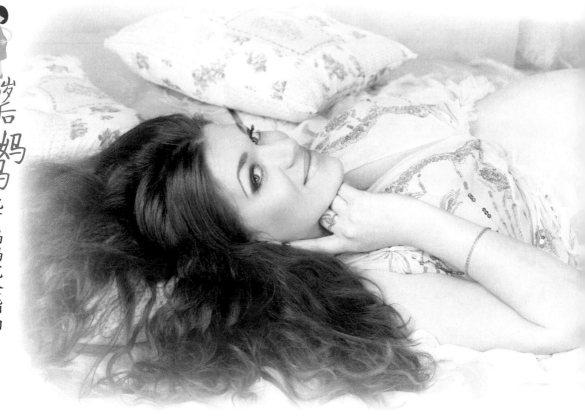

接受你的生产

生产是我们生命中最自然的事件之一，身处这些事件之中时，最好不要"被困在自己的脚本里"。我们当然希望一切都能皆大欢喜，即便分娩并没有按照你喜爱的方式进行，可你得到了一个健康的宝宝。可能生产初期并不理想，但催产素会不停地涌动而出，让你的宝宝有安全、可靠和被爱的感觉。如果生产之后，你的孩子总是在无缘无故地哭，看看颅骨疗法吧——这个方法对婴儿生产创伤有奇迹般的效果。女性在一次痛苦的生产经历后经常会感到很生气、难过、被骗、甚至很沮丧，但是能找到很多方法可以治愈这些。你能得到的最大收获就是下次发生时懂得了如何去处理。剖宫产并不意味着失败，在那种情况下你已经尽力了。不要因此不再相信自己的能力或者自己身体的完美设计。像"婴儿的头太大，你的盆骨太窄"或"婴儿的头被卡住了，母子俩可能都会死亡"这样的理由，是误导性判断，它们只会助长这种消极的谬见。每次生产都是不同的，并不能因为这一次难产就意味着下次也难产。很多妇女在第一次难产之后的分娩都是简单无痛的，也没出现并发症。70% 做过剖宫产的女性后来能够阴道分娩。

勇敢面对未来

　　根据统计数据和科学证据，我们知道大多数女性的分娩可以是自然且没有并发症的。既然这样，为什么还有那么多医学干预呢？我们选错了分娩环境吗？我们是被陈旧的观念洗脑了，相信生产会痛得难以承受而且对婴儿来讲很危险吗？又或者是医疗体系让我们太舒适、偏执、依赖帮助了呢？或许所有这些原因都是，但是我们要扪心自问，这到底会对我们将来的健康和孩子的性情产生怎样的影响。

　　人们常说我们现在处在人类的一个关键时刻。婴儿的生产方式或许要比很多人认为的影响还要大。从最初怀孕到生产，再到婴儿期，形成了我们发展、健康和爱的能力。我们作为母亲，除了是被告知的消费者外还是什么呢？我们对自己要做出的选择更加谨慎就够了吗？也许我们需要从不再把怀孕医学化开始，不再过度关注生育问题。如果分娩不受干扰，那婴儿更有可能会出生在一个安全而又充满爱的环境里。一旦分娩从它本该隶属的心灵层面中去理解，那我们就进入进化的下一步了，意识也会有所提高，随之提高的可能还有对地球的感知。

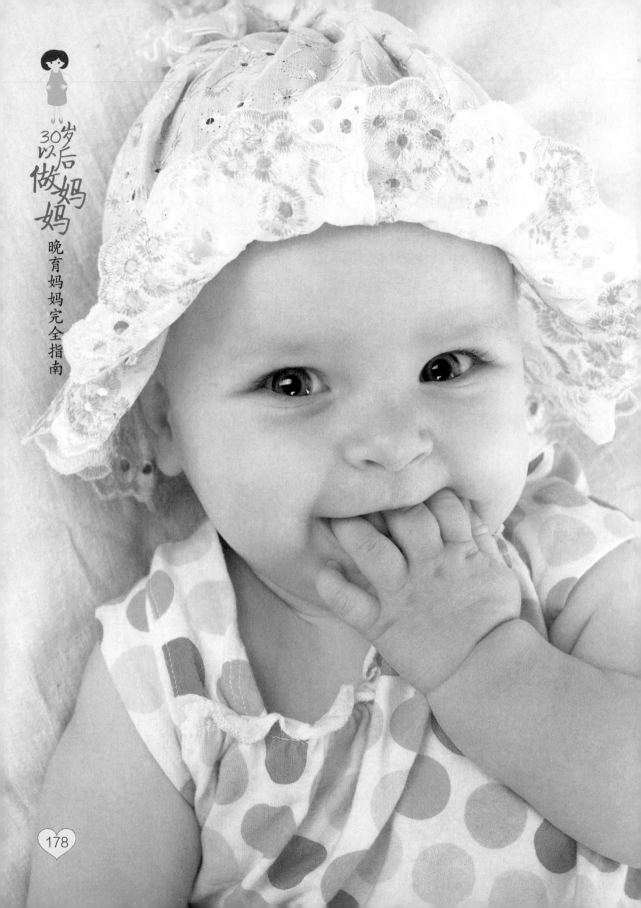

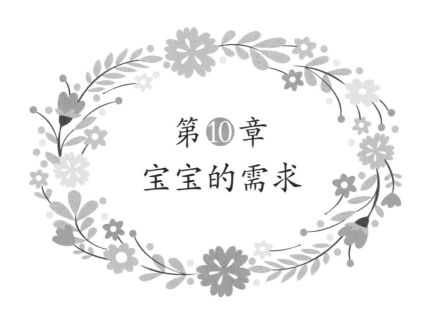

第⑩章
宝宝的需求

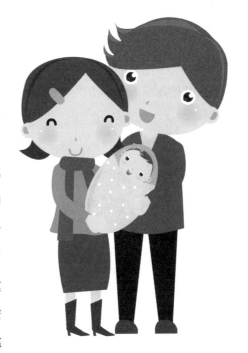

宝贝蜜月

与宝贝有什么关系

一旦生产的兴奋劲过去了，分娩已偃旗息鼓，你手头就有了一个全新的情况。一个小而无助的包袱全压在你身上，需要你去处理所有的事情，你24小时不间断地处于这种状态之中。这对哪怕是最世故、眼观六路、耳听八方、无所不能的女人来说都是难以应对的。尽管你很惊讶，为什么突然之间，从婆婆到妈妈身边每个人都变成了儿科医生，就像你刚怀孕的时候，铺天盖地的建议让你很困惑。当你感觉很脆弱时，这些建议会让你感觉自己准备得太不充分。就让这种感觉盘旋在你昏昏欲睡的头顶上吧，因为任何还算有用的信息都会自动储存在你新得到的"妈咪硬盘"里。想要回避这些前所未有的关于基本生活原则的言论，只需要对别人建议的所有事情都点头应允，然后让你的常识屏蔽掉那些垃圾建议就可以了。

想要对付那些万事通们，尤其是那些观念过时却坚持认为"棍棒之下出孝子"的人，

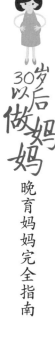

并不是一件容易的事。对那些无情的家伙，我只想对他们说："你学习下神经科学后咱们再来继续讨论这个话题吧。"因为当你把对那些人敞开的大门紧紧关闭，屏蔽所有的干扰时，你的孩子才能由这个世界上真正最爱他的人完美地照顾。

刚开始的几天或者几个星期，你可能会面临很多问题。尽管有无数的资源可供你查询，包括你的助产士（如果产后你仍然信任她的话）和网络，但是那么多不同的理论、方法，肯定让你感到无比迷茫，幸运的是，最后你会找到属于自己的方式。你并不需要拿到儿童心理学的学位证书才能掌握这些基础知识，因为婴儿的需求很简单，无非就是食物和爱。

打击

并不是所有的母亲都能跟孩子心心相印，这在很大程度上依赖你的分娩方式、孩子的性别，还有就是你要多久身体才能恢复。然而，大部分的父母在最开始的几周内都会以某种程度爱上他们的家庭新成员。对孩子的痴迷遵循着一条简单的自然法则，就是这条法则防止了我们吞食后代，或者最起码使我们记得在离开杂货铺回家时带上孩子。跟我们哺乳动物的其他近亲相比，人类的婴儿出生后是最无助、最依靠人的。这种巧妙的设计是为了让孩子的父母在最开始那几个混沌的星期为婴儿晃摇篮、欣赏他们生出来的精致的后代、感觉要对孩子的一切负责，最终更爱孩子吗？如果这是你们的头胎，那你非常有可能会得一种妈咪网上所说的"罕见的头胎综合征"。这种病的症状是举止古怪，比如往所有靠近你家宝贝的人身上喷医用消毒水，或直接把宝宝用的洗发水擦进自己的眼睛，只为了检测一下它是否有刺激性。

做妈妈是这个世界上最棒的事情，这一点千真万确。每天你心里都会多一点爱。这就是人们所谓的无私的爱，是一种强大到可以让你忍受一切的耐力。比如，孩子们给你起外号，打碎你的古董桌，还有少年成长的种种麻烦。再到后来，当他们吃光你的食物、花光你的钱、把家里弄得一团糟、然后就拍拍屁股走人去跟一个神经病住到一起。即便这样你仍然爱他们，因为他们永远都是你的小宝贝，只是行为有点失常。确实，让世界转动起来的不是钱，而是父母的爱，否则很久之前我们的地球早就被花栗鼠霸占了。所有的父母都感觉自己的孩子是最特别、最漂亮的，是能获得诺贝尔和平奖的未来之星（即使以后你看照片，发现自己生了个咕噜姆一样的丑八怪），爱就是这样的。

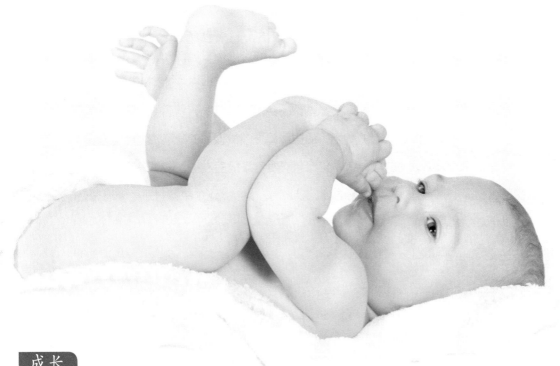

成长

孩子成长的速度快得不可思议：第一年变化巨大，孩子从一个头都抬不起来的小不点长到一个又吵又闹、充满好奇心、即将用两条腿走路的学步小孩。每个宝宝都与众不同，因此没有必要宝宝一旦落后点你就去找儿童心理医生。会有很多想让妈妈出席的竞赛，这些竞赛有可能是荡秋千或弹跳垫，这些游戏并不是让你去拿自己的孩子跟别的孩子比较的。不管怎样，即便她3个月就能夹起一条通心粉，那也不等于就能得到进入剑桥大学的通行证。

第一个月左右

因宝宝的特征和生产时的发育成熟度而异，宝宝在最开始的几个星期就会开始了解他身边的这个奇妙新世界了。他会先开始识别声音，会把头转向声音发出的方向。如果是父母的声音，他会很兴奋。待他脖子上的肌肉强大到可以稍稍转头看你的时候，那就更让人兴奋了。宝宝也能说话了：他们会因高兴发出"咯咯、咕咕、哼哼"声，甚至会尖声大叫。这是你的宝宝第一次尝试用语言交流，所以跟他们对话吧。当他能注视你的时候，你也不妨同样用这种方式回应他。

在最初这几个星期，宝宝会调整他的生物钟，他醒着的时间会更长。谢天谢地，他睡觉的时间还够你上个厕所的。他在探索这世界，所以你应该通过唱歌、玩玩闹钟或挂一个

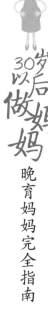

能够发出声音的东西来刺激他的感官。他还不能有意识地抓住任何东西，但是他的手指反射就意味着他要抓东西了。那你不妨就假装他是在抓东西，然后拍一些有趣的图片。他另外一个强烈的反射就是吸吮的动作，那些用母乳喂养孩子的母亲都会感觉到并看到这个动作。在这个阶段的某个时刻，所有父母亲喜爱的事情会发生：宝宝会笑了，刚开始是试探性的，也许就像一股风一样一扫而过，很短暂，但最终这个笑容会落在你这里，射穿靶心，直抵你的心底。

第三个月左右

当宝宝开始对更复杂的情况产生都兴趣时，这个小家伙的性格或许已开始形成了。他可能脾气没有那么坏了，睡眠减少了，也更渴望探索了。一旦宝宝可以持续抬着头了，那么他就掌握了通向其他方面的能力，比如翻滚、坐立、爬行、走路（慢慢来，这些还没开始…）的第一步。这是一个让他时不时趴着的好时机，这样可以增加他的力气，也可以让他练习俯卧撑。尽管如此，你必须要看好孩子。指望把孩子放在床上，并让他能在床上一动不动的日子已经一去不复返了。许多婴儿就在你决定要洗头的那一刻，尝试了他们人生第一个从后翻向前的动作。这个时候他也开始猛击东西了，包括你的鼻子、玩具摇铃、他自己那双迷人的小脚丫，因为他在获取协调能力并观察自己在哪里和那里有什么。他的那双敏锐的"鹰眼"也开始看得更清晰：他现在已经不只是追踪物体的轮廓了，所以你可以读一些有五彩缤纷图画的书给宝宝听了。做游戏对孩子来讲开始变得其乐无穷，你们可以玩躲猫猫、拍手、挠脚丫这些游戏。这几种游戏不管哪种都能带来咯咯的笑声，笑声是给父母的最好奖励。

已经半岁了

一旦他的背部肌肉足够强大，能掌握平衡能力，他就可以在没有支撑的情况下坐着了。这是在他明白了如何把胳膊放在胸前撑起自己的过程中慢慢学会的，就好像青蛙一样。他可能会花很多时间去享受自己刚学会的独自坐着看到的风景。这时候，你的日常生活也会变得更简单，因为你可以抛弃那些沉重的婴儿用品了，在你去逛街试衣服的时候，你可以直接把他放在那儿坐着（说不定他还能给你提点建议呢）。大部分婴儿的门牙都会在 6 个月的时候长出来，这时候恐怕你就得忍受一点酸痛了，甚至有可能是火辣辣的痛。这时候他们想要咀嚼东西，他会把任何东西都往嘴里放，尤其是一些脏东西。烟头没有多大，宝贝们却总是会找到它们。你要记住，他这个时候正在形成自己的免疫系统，一点脏东西实际上对他是有好处的。此时，他的手部控制力有所提高，也会很喜欢抓东西。他还慢慢开始明白因果关系，因此他最喜欢的游戏就是丢东西，然后看你把它们捡起来。你也可以饶有兴趣地让他模仿声音。他开始牙牙学语，他甚至可能会跟着你一起唱歌，就像那些假装认字的人一样。他会用伸出手让你抱抱的方式表达他对你的依恋。在你离开的时候他甚至可能会哭，这就是分离焦虑的初始阶段。他很明白你是妈妈，他也会表达他的确很爱你，也很需要你。啊哈！

数着数着就九个月了

大胆的婴儿现在就会尝试向前扑了，这就促使他们要用四肢爬行。一旦他们能在一个平面上爬行了，他们就会寻找下一个挑战目标，爬上楼梯。不过，爬上容易，爬下难啊。然而，有些宝宝从来不爬行：有一些宝宝是拖着脚走路，有些是用肚子爬，还有一些是直接站起来就走路的。动作的主要目的就是移动。我父母说我刚开始是按照预定路线爬行的，后来就快速地从房间的一个角落翻滚到了另一个角落去了。很多宝宝开始会先扶着那些看起来很坚硬的东西，但事实上，通常都不是。在走之前他们会先让腿部用上劲，然后再走，通常他们都是沿着家具走。他们可能也会模仿鼓掌、招手或像"红种印第安人"一样哇哇叫，这些都是用来欢迎过来串门的爷爷奶奶的很棒的小把戏。把东西放在容器里，然后再打开是宝宝们另外一种非常喜爱的消遣方式。与此类似的还有开门关门游戏，门有大有小，都是实实在在的门。他能通过指尖抓握的方法来拿东西，当你发现珠宝盒中你的东西到了猫窝里的时候，你会大吃一惊，你的宝宝是多么敏捷啊。

生日快乐

到一岁时，很多孩子都能够牵着你的手了。然后等勇气、平衡性和力量都兼备时，那个具有里程碑性质的时刻到来了。那是你宝宝的第一步，一个会让爸妈高兴得直欢呼、流泪的事件。尽管孩子会走了，也先不要给孩子买迷你耐克鞋，专家说赤脚会增加孩子的平衡性和协调能力。如果外面寒冷，外出的时候你可以给他准备几双松软的婴儿鞋。除了可以独立行走外，宝宝现在还能够用吸管喝水。如果他不想要某件东西，他也能够开始清楚地表达自己的意思。他坚决地维护自己的权力并且无视你，这并非是要惹怒你，而仅仅是因为这个世界等待着他去探索，而探索这个世界的最好方式就是去触摸、去行动。随着他高层次认知能力的提高，他有了推理的能力，甚至能够发出清晰的声音："妈妈"和"爸爸"，他成了至尊版的大众娱乐者。

你家宝贝的大脑

在宝宝出生后的 3 年期间，她的大脑在重量上会长到原来的 3 倍，也会发育出几十亿的神经连接。婴儿有比成年人多很多的神经通路，因为他们一直在不断地学习他们世界里的新事物。跟婴儿大脑中成千上万相互联系的通路相比，成人的神经通路就好比是高速公路。童年时期在人类生命历程中占据特别长的时间，因为你需要利用那段时间去玩耍、去体验、去积累所有会使你变成一个有能力的成人的知识。婴儿的大脑很灵活，神经系统科学家称之为"可塑性"，是为了改变和适应环境。大脑中的主要区域根据使用情况变大或者萎缩。最新的发现表明，婴儿比我们这些"大傻瓜"学得多、想象得多、关心得多也经历得更多。他们甚至比我们想象的还要聪明许多。

融合

独自在家

虽然一些母亲通过与子宫内的胎宝宝对话找到了浪漫的感觉，但其他女性得等到孩子婴儿期，等孩子长到两岁，才能渐渐发现母子关系变得密切了（甚至有些是等到 19 岁在读物理学位时）。对孩子的感情随着孩子慢慢长大而不断加深，特别是当你感觉不太累、也摆脱了那些循环往复地给孩子喂食和帮忙解手的麻烦时，你才能够习惯于欣赏孩子慢慢显露出来的性格。我们有很好的母性文化背景，在小家庭中，作为孩子唯一的看护者，母亲承受了很多压力。这也难怪许多女人觉得她们自己对此无能为力。从一位时髦姑娘到被一个处处需要帮助、不会说话的小累赘困在家里的母亲，这种转变带来的冲击是巨大的。

宝贝训练营

一些女性喜欢母亲身份就如同鸭子喜欢未烤透的面包；另一些女性则并不介意那些纷乱而是顺其自然；还有一些女性因为担心自己所做的一切都错了而陷入恐慌。就像我的一位好朋友，她按照最畅销的书上说的那样去做，她解释说："我一生都在从书中寻找有用的信息。在没有指导地做了 10 周的母亲后，我迷失了。我需要有人指导，我没有信心相信自己的直觉。"在最初那几个月，她真的是走到哪儿手里都拿着那本书。现在我的朋友在 41 岁时有了她的第二个孩子，她说已经不再按书上那些"规则"行事了，因为她现在已经放轻松了。我想说，采纳那些对你和你的宝宝有用的方法，不管是什么。只要有想提问题的父母，就一定会有提供答案的书籍。

跟宝宝交流融合的方法

- 享受你可以跟宝宝一起做的活动，比如母子瑜伽或者婴儿游泳。

- 给你的宝宝做一个家庭按摩,很多地方的市政服务机构现在都提供免费课程。

- 跟宝宝一起唱一些童谣和搞笑的歌。

- 亲亲他的鼻子、肚皮和小脚丫，很快他就会亲回来。

- 做鬼脸、挠挠他，跟他一起欢笑。

- 一起看图画书。

- 做一些运动，比如晃晃腿、伸伸胳膊，如果他很灵活的话，还可以扶着他玩倒立。

- 尽可能多地保持眼神交流，尤其是当按摩或换尿布的时候。

- 洗澡时一起嬉戏。

● 放一首你最喜欢的音乐，抱着他一起跳舞，或者鼓励他跟着音乐扭动。

● 让他光溜溜地躺着、爬行或者走动（如果你担心他"便便"的话，最好是在瓷砖地板或暖暖的草坪上）。

● 从6个月左右开始，他就会很喜欢锅碗瓢盆这些厨具，你可以来一场厨房音乐会。

● 他会很喜欢从盒子里发现东西，你可以把不同形状、纹理、颜色和声音的东西放在"藏宝箱"里让他玩。

● 带他去一个有水的地方：河流、湖泊或海洋，坐一下船。

● 同一些动物一起出去玩或者去看一些他不认识的动物，比如公园里的鹿、农场里的动物。

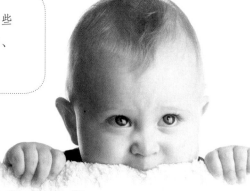

爱 为 什 么 重 要

　　一个关于大脑是如何工作的新的研究表明，早期的经历对未来的观察力、选择和习惯能产生巨大影响，这几个方面基本上塑造了大脑。孩子生来就需要社会性互动，他能够通过面部表情或讲话语气识别恐惧、愤怒和爱。神经系统科学的最新研究表明，孩子与看护者早期的关系会影响到未来的幸福。在孩子童年时期，给予他充足的爱和互动能促使孩子形成良好的社会技能。科学家还表明，有安全感和被关爱感能帮助孩子形成更多的大脑神经连接，继而增强以后应对压力的能力。一些极端的案例，比如罗马尼亚那些整天都被扔在床上的孤儿们，会有一种"虚拟黑洞，而虚拟黑洞应该是眶额皮质所在的地方"，这意味着他们的社交能力已经严重受损。

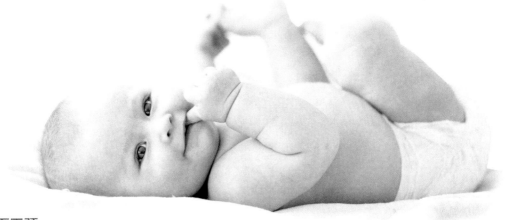

正面干预

下面的这些发现证实了心理学家几十年来一直在说的"依恋"。如果一个孩子认为亲子关系是舒适和快乐的来源，那将有助于构建他的信心和基本信任。家长应该让孩子觉得自己有价值、有安全感，应听听孩子的想法，回应一下孩子和他的感情，多注意一下孩子周围的事物，认可并且严肃对待孩子的事。但这并不意味着要把他时刻当成关注的焦点。儿童教育专家建议，让孩子观察并且加入到你需要做的事情中来。孩子基本上都喜欢向大人学习，并且需要支持来发现世界。替孩子"完成"任务可能是善意的，速度也会更快，但这意味着孩子自己无法完成这个任务。太多的负面干预会让他在自己不够好的想法中长大。现在许多儿童心理学家建议家长把负面干预转为正面干预。例如，你轻轻地把违禁品换成可用的物品，或者你坚定而又自信地说，"让我们改做这个吧，"或者"看，妈咪在做这个。"这是因为孩子们喜欢模仿。用这种方式你可以无形中保护孩子免受伤害。而像下面这样说话，"小心，你会掉下来的"或"不要碰那个东西，你会割伤自己的"，则会产生消极的期望。基于孩子的本性，作为社会人他难免要去实现这些期望。别忘了吸引力法则！如果你相信他可以跟着天生的智慧走，他就不会被石头绊倒。对孩子充满信心，他会比你更接近本能，受恐惧制约也更少。

当地的规矩

非洲中部的俾格米人从来不告诉他们的孩子该如何做，也从不会设法控制他们。比利时人种学者让·皮埃尔·哈里特跟俾格米人一起生活了好几年，他说从来没见到一个俾格米大人打或批评孩子。孩子们只是模仿成年人做事，在不伤害他们自身和自信的同时去了解危险。他们通过实例和实践去学习，而不是通过奖励和惩罚。

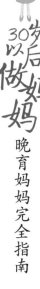

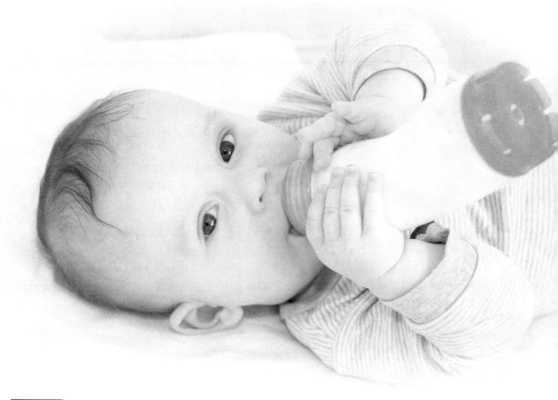

喂养

哺乳难题

近几十年，由于奶粉问题的不断出现，母乳喂养重新回到人们的视野。现在，哺乳仍然是一个复杂问题。一方面，卫生部门鼓励女性用母乳喂养，另一方面，新生儿妈妈却不那么坚持。如果在每一位新晋妈妈都心甘情愿地进行母乳喂养，那么一开始她就需要得到以下支持：

- 医院和生产中心人员尊重新妈妈直接母乳喂养的意愿，晚上不将孩子抱去喂奶粉。
- 母乳喂养专家会用通俗易懂的方式教新妈妈如何正确哺喂孩子，直到你真正掌握为止。如果你有问题，这可能会耗费数周。记住，产后我们都会激素失调。
- 家庭成员需要尊重你的隐私需求。
- 社会赋予新妈妈应有的支持（比如在指定的公共隔离区域是否安放一些特制的舒适专用椅？医疗保健机构是否给予"按摩券"之类的一些优惠）。

许多新妈妈不哺乳或者不能正确哺乳的原因来自缺乏受到支持的外部环境，也来自丈夫的影响、其他母亲的影响、生产地点和方式的影响或者所从事工作的影响等。

液体黄金

想想一位母亲在几个月里给她孩子哺喂的那些奶水，再想想那些液体所消耗的能量，我们不难发现，母乳喂养是一项艰巨的任务，更是一份庄重的承诺。这需要占用你大量的时间，意味着在没人拍拍你的背给你鼓励的情况下要戒掉饮酒以及其他坏习惯。然而，这些牺牲同你所获得的回报相比都是小菜一碟。没有人怀疑母乳的优越质量。它能增强婴儿的免疫系统，预防疾病和降低过敏的风险。完全采用母乳喂养可以降低婴儿腹泻或肺炎等疾病的死亡率，而且有助于迅速康复。长期研究发现，母乳喂养的孩子长得更高、更聪明、更健康；成年后的超重问题也较少；患心脏病、哮喘、过敏和糖尿病的风险都更低。

除了健康之外，母乳喂养还会给予你的孩子基本的安全感，为他们今后的发展打基础，促进他感觉和认知能力的发展。另外，母乳还是免费的，有易于消化、方便携带、温度适中的优点，克服了罐装奶粉或混合配方奶粉的缺陷。还有一个令人愉快的副作用：宝宝的便便不像喝配方奶的那么臭。母乳喂养已被证实可以使你产后恢复得更好，如果你坚持母乳喂养的时间足够长，还会保护你免受乳腺癌、卵巢癌、心脏病、糖尿病和中风的侵袭。而且，最重要的是，这是最简单、最快速和最持久的与宝宝建立感情纽带的方法。

宝宝出生后的前几天，你的乳房产的是初乳。初乳是大自然的馈赠，因为它的味道类似于羊水。厚厚的、黏稠的初乳含数百万免疫活性细胞，可以化解最危险的细菌和感染的侵袭。这至关重要，因为子宫内并非只有一个细菌。初乳是构成肠道菌群的基础，它包含大量的脂肪酸——脂肪酸是大脑发育的关键成分。

在第四天左右你才会有奶水，为避免乳房胀痛，这时你应该开始给孩子喂奶。希望你的孩子能贪婪地吮吸母乳直到他喝醉、喝晕、喝狂。除了上面所提到的抗体外，母乳中还含有所有婴儿成长必需的、重要的营养物质。随着婴儿的不断成长，你的母乳也会随着婴儿的营养和热量需求而发生变化。让人感觉良好的内啡肽和爱的激素也是通过母乳传递给孩子的，而这些恰恰是配方奶粉永远无法做到的。

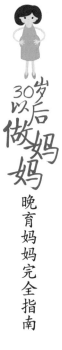

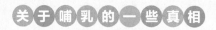

关于哺乳的一些真相

世界卫生组织和联合国儿童基金会建议母亲应该在孩子出生后的前 6 个月只给孩子喝母乳，不要吃其他食物，也不要给孩子喝饮料、水。此后，从 6 个月到 1 岁母乳需要提供成长中所需一半的营养物质。直到 2 岁甚至更大，婴儿都应该继续由母乳喂养并配合补充相应的食物。

在瑞典，前 4 个月纯母乳喂养的比例占到 98%，位居世界首位。很奇怪的是，这个国家的母亲和父亲都有长时间的产假，大约 53% 的女性继续母乳喂养到 6 个月或更长时间。挪威紧随其后，位列第二，同样是父亲和母亲都长时间休产假的国家。

美国的一项对母乳喂养超过 12 个月的妇女的研究发现，大龄、受高等教育和采用完全母乳喂养使得哺乳期延长。

美国的一项成本分析估计，每年有将近 900 个婴儿可以被拯救，这将节省数十亿美元。如果 90% 的妈妈能在孩子出生的前 6 个月里完全用母乳喂养他们，这样能够减少成百上千儿童的死亡和患儿童疾病的可能。

科学家对在西班牙阿塔发现的一具超过一百万年的人类化石进行了研究，结果发现母乳是孩子最初的 3 ~ 4 年间基本的食物形式。科学家因此得出结论：这样的哺喂方式使他们之后的身体更健康。

获取诀窍

一开始，你最需要知道的事是：在宝宝出生的第一个星期里尽量多次喂宝宝，想想农场里的动物。你喂宝宝越多，你的奶水也就越多。有时候你可能迫切想要给孩子喂奶，而宝宝却在睡觉。不用太担心常规，一旦你的奶水供给规律建立起来，他们稍后也会自动建立起常规。

他们说什么？每次一边各 20 分钟，每 4 个小时一次？胡说！在开始的五六个星期里，每天更像是 8 ~ 18 次，而不是 24 小时 6 次。

不要忘记喂孩子。用婴儿食品或者奶粉代替是最迅速的方法，这能减少母乳的喂养。你的乳房不会得到合适的信息而控制该产多少乳汁。真的没必要执着于哺乳时长、体重增加或者是否是用初乳还是母乳。每个女人都不一样，但一般来说，一开始乳汁稀薄，只能供婴儿解渴。然后，随着流动放缓，它就变成了高热量浓稠的乳汁。你的宝宝可能喝空一个乳房之后，另一个只喝到一半时就睡着了。你可以或多或少地交替，使两边的乳房都同样受到刺激。只要你的宝宝尿湿了尿布，定期吃奶并生长，那么就没必要改变什么，计算哺乳时间或是引进其他方式。

如果你发现因为乳头疼痛或皲裂而无法给孩子哺乳时，那可能是由于孩子吸奶的方式不正确造成的。确保孩子将乳头及其周围乳晕全部含在嘴里，而不只是乳头。你也需要让宝宝紧贴你的胸部，保持正确的角度。你可以按照图解和照片学习一下，也可以在哺乳完后在乳房疼痛的地方抹上自己的乳汁来医治。不要放弃尝试，大多数问题都能解决。一位独立助产士或哺乳顾问或许能帮助你。

我的产科医生说不存在所谓的某个女人不能母乳喂养的问题。农场助产士中心 40 年的数据证明，99% 的母亲都能够进行母乳喂养。实际上，由于见多识广、有时间和决心，大龄母亲在哺乳方面做起来更容易。

小菜一碟

经过一段时间的磨合，你通过了一大堆的胸垫、床单、散发着酸酸的奶味的 T 恤衫的考验，你可能想尝试挤奶了。尽管慢慢掌握奇异的泌乳反射不是件容易的事，但这种"妈妈自酿灌装奶"会给你短暂的几小时时间找找闺蜜，看看最新的电影，或是睡上一觉，由亲爱的爸爸或者可爱的保姆来照顾宝宝吧。

大多数专家反对过早或过勤地用奶瓶给婴儿哺乳，因为这会使孩子懒于吮吸妈妈的乳房。如果由于家庭之外的其他义务，也就是他们视为"工作"的事，使你不得不离开你的宝宝较长时间，那么吸奶则是一种可以延时哺乳的方法。许多工作的妈妈发现哺乳可以很灵活，晚上回家后、早晨第一件事就给孩子哺乳，周末或休班时完全母乳哺喂，都可以和孩子重新紧密相连。我前面提到过的美国研究显示，68% 的母乳喂养超过一年的妈妈在孩子不到一岁时就去上班了。

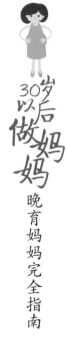

移动喂养

我发现在舒适、私密的地方哺乳最放松，而且天性好奇的宝宝最不易分神。选择家里的一个角落，这个角落里有靠垫、书籍、杂志、一把大水壶或花草茶，现在你能完全明白渴死的概念了。给我接生的助产士告诉我可以学学南美洲、非洲的部落女人给孩子喂奶的方式，那就是不停地走动。在熟知了躺着和坐着哺乳之后，我也开始走着喂奶，并且发现这一方法非常实用。这意味着在满足宝宝需求的同时，你也能继续做自己的事情。这听起来有点"地球母亲"的意味，但是相信我，对于兼顾自己职责的忙碌的现代女性来说，这不失为最好的一种方法。

环扣婴儿哺乳背带或背巾是完美的选择，你的双手可以自由活动，你可以不被别人注意地哺乳。宝宝也可以想吃就吃，想睡就睡。这就是我说的你的孩子与你的生活合拍了。

乳房迷恋

在英国，人们对足月母乳喂养的认识有失偏颇（常被错误地贴上延长母乳喂养的标签）。在很多亚洲国家，直到孩子厌奶母亲才会停止哺乳，孩子当然不会"太依赖"母亲，母亲也不会出现乳房"下垂"。我在一本流行的育婴书上读到：如果妈妈在意自己的好身材，那最好就不要母乳喂养！这种可笑的说法让我很恐怖。因此，再次明确一下：乳房不会因为母乳喂养而下垂，也不会因为长期的哺乳而令它们下垂更厉害。如果有原因，那就责怪怀孕期间体重的大幅波动和罩杯托举不利而缺乏弹性。无论是我，还是我那些经历过母乳喂养的朋友，都没有发现自己体形变化很大，哺乳完后身材自然就恢复到怀孕前的样子。乳房自古以来就是用来哺育婴儿的，然而在历史进程中，有些人却因为能够获利而把它们当成了商业手段。乳房的魅力在于它们的双重功能。乳房既能哺育婴儿，又能体现女性的性感曲线；乳房制造出了生命之水，还有愉悦、舒适和兴奋的作用。所以利用它们吧！

食物喂养

如果你是完全母乳喂养，则不用担心你的宝宝能否从你身上得到足够的奶水，或者是足够好的奶水。母乳总是能够不断满足宝宝的需求。研究表明，即使你的饮食缺乏营养，也不会引起母乳营养成分特别大的变化。然而，你需要注意维生素 A、维生素 B_6 和钙的摄入，因为宝宝对它们的需求在不断增加。如果你不能合理地摄入营养，可能就会变得更虚弱和疲惫。你还应该记住，毒素会直接进入乳汁，所以多吃有机食品，而且要注意营养的均衡。

额外需要

- 多喝水（每天一次添加少许喜马拉雅晶盐或者未加工的海盐）和草药茶；自己调制一些绿色蔬果汁（例如：用菠菜和苹果，或者西兰花和苹果）和水果沙冰。分泌乳汁会让你变得脱水，所以你要力求在两餐间至少喝 3 升饮品。

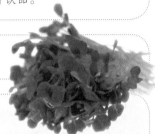

- 从小扁豆芽、鹰嘴豆芽、绿豆芽中补充蛋白质。

- 你每天需要摄入不少于 550 毫克的钙。我们可以从绿色蔬菜中摄取，如花椰菜、海藻和超级食物玛卡。

- 油也包括在内，如冷榨橄榄油和亚麻籽油，还有不管你服用营养片或是吃鱼油，不要忘记你的 Ω-3。

- 通过花椰菜、菠菜和胡萝卜来摄取维生素 A，通过香蕉摄取维生素 B_6，通过酵母片摄取维生素 B(现在全世界都呈现维生素 B 缺乏症)，通过糖蜜摄取铁和钙。

- 蜂花粉中有身体需要的各种基本维生素和矿物质。

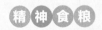

精神食粮

经过 7 年依靠光能和普拉那能量为生的日子，一位巴西的妇女在她 51 岁时生下了她自然受孕的第 7 个孩子，她成功地母乳喂养了女儿 15 个月。朵琳·芙丘，一位洞察精神疗法和天使疗法的作者说："人类正在不断地进化为越来越少地通过饮食来获取能量和营养的物种。首先我们将会变成素食主义者，然后只进食生食和果汁，直到最终我们成为从空气里的普拉那生命力中获取营养的'呼吸主义者'。随着我们越来越远离加工食品走向收获新鲜农产品，所有这一切都将有助于我们适应地球的食物供应变化。"

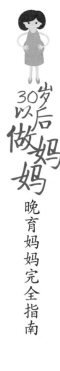

瓶瓶罐罐

如果你不是用母乳喂养或者你在 6 个月之前就开始使用配方奶，那么你需要选择合适的种类。当然你知道我现在会选择最小批量生产、最有机的品种。奶粉的配方都要符合政府标准，有些需要含有益生菌或必要的脂肪酸。婴幼儿期牛奶的消费量与糖尿病和其他健康问题相关，除了它含有的激素可能会导致的问题之外。山羊奶的配方更接近母乳并且能够更好地为那些容易过敏或身体不适的人所接受。要避免豆奶配方，因为大豆会从你的骨头中吸取钙，而且大豆中含有尤其不太适合男宝宝的激素。最近的一项分析显示，最受欢迎的品牌婴儿配方奶粉中含有很高的铝污染痕迹，特别是含有大豆的或是专门为乳糖不耐症的婴儿设计的产品。

断奶

如果你听信别人（例如，孩子的爷爷）的主意，你可能会在宝宝 4 个月大的时候给他一根香肠和啤酒，但一般常识是，固体不应该在宝宝 6 个月之前喂给他们。为什么呢？很多原因：胰腺还没有准备好、肾脏还不成熟、消化酶还不发达、这样做会有肥胖和过敏的风险……不管怎样，你为什么要为这些额外的麻烦自寻烦恼呢？如果你的宝宝还只是对奶水感兴趣，你也没有必要着急。

断奶时，有两种主要的做法：用汤匙喂土豆泥和糊状物或强制断奶，后一种可能会导致你的宝宝以他自己的方式用力地咀嚼或用牙床咀嚼手中的食物。

你可用灵感和营养知识为宝宝准备一些美味健康的零食。给宝宝喂固体食物的最佳时间是在母乳或奶瓶喂养之前。循序渐进，每次只喂一种新的食物，看看你的宝宝接受的怎么样。

另一个通常的指导原则是，在第一年中不要喂宝宝面筋、花生、蜂蜜或牛奶。6 个月后你可以喂他未加工的有机羊奶或酸奶。纯椰奶是一种很好的替代品，这是最接近自然母乳的，因为它是唯一含有月桂酸的食品。记住，直到 9 个月大，婴儿每天需要至少 600 毫升奶，此后到一岁时，变为 400 毫升。在禁盐和禁糖方面，我也是一个小的原教旨主义者：婴儿的小肝脏应付不了盐和糖，是的，原因很简单，就是为了防止孩子脾气过大和牙齿腐烂。这里还有另外一个警告：卡迪夫大学的研究发现，那些每天吃糖果的孩子更有可能成为喜欢暴力的成年人。

请注意，对你的生活而言这也是很重要的一个章节，你特别喜欢的所有定制的衣服和其他物品都应该放在衣柜最里面，在任何情况下都不要在宝宝周围穿。可能有黏糊糊的东西滴到你的腿上、粥抹到你的身上，或吃剩的根类蔬菜会长久地粘到你的肩膀上。

出行

宝宝出游

让你的宝宝到屋外去吸收一些氧气，通过晒太阳增加维生素 D 是很有好处的，对于明智的妈妈来说，带宝宝换个风景，或者和其他成年人聊聊天很重要。一切事物对于新宝宝来说都是很刺激的，所以你不必对宝宝做任何特别的事。享受这段时间去做你想做的事，见个朋友，散步或是做个喷雾晒肤（也许不是太合适）。到你的宝宝可以爬行或者蹒跚学步时，事情会变得更麻烦，所以充分珍惜这容易对付的几个月吧。

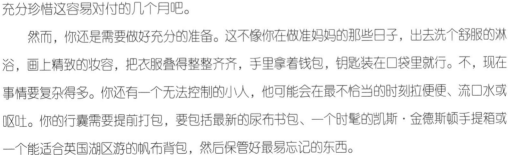

然而，你还是需要做好充分的准备。这不像你在做准妈妈的那些日子，出去洗个舒服的淋浴，画上精致的妆容，把衣服叠得整整齐齐，手里拿着钱包，钥匙装在口袋里就行。不，现在事情要复杂得多。你还有一个无法控制的小人，他可能会在最不恰当的时刻拉便便、流口水或呕吐。你的行囊需要提前打包，要包括最新的尿布书包、一个时髦的凯斯·金德斯顿手提箱或一个能适合英国湖区游的帆布背包，然后保管好最易忘记的东西。

一旦你准备好了所有的尿布、湿巾、纱布、肚兜、玩具、瓶子、宝宝零食和替换的衣服，你需要穿着便捷的衣服外出，因为他很可能会选择这个机会弄脏他的尿布，这意味着你必须再一次开始给他换衣服。然后你需要找手机，是落在厨房了，还是在厕所呢？随便给自己抓起一件旧外套披上，穿上自己上季的鞋子，你可怜的宝宝在发烧，所以你该走了，你也没有

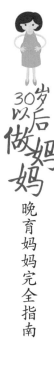

时间涂睫毛膏了。最后出了门你意识到你的钥匙是在另一件外套里，而且你的钱包貌似也没有在你的包里。但是你完全理解了为什么人们说母爱是无私的。

挑选婴儿车

在某些时候你可能想花钱买个婴儿车，这是一个让你在购物的同时也能安抚一个难控制的婴儿的好工具。当你选择样式时，让你的孩子在商店里试坐一下会是个好主意，因为毕竟他是这辆车的主要乘客。你要检查一下悬挂系统、轮子，看它们结实吗？能旋转吗？查看一下车把高度、必要的日常行李空间，还有最重要的是，易于折叠。没有什么比推着一个不能折叠的婴儿车，里面还有一个扭来扭去的婴儿上公交车更让人狂躁的了。理想情况下你应该能够用一只手就可以把它折叠起来。另一个非常重要的，却常常被忽视的方面，它是否适合你汽车的后备厢，是否便于携带呢？ 我个人认为对于婴儿车或童车来说，有完全折叠下弯的选择是至关重要的，这样你在咖啡厅聊天时，宝宝也可以在里面打盹了。要知道，新生儿那时还坐不起来呢。

精明的店员可能会试图说服你去买那些烧钱的旅行装备，比如新生儿提篮式汽车座椅，我发现那完全就是一个对金钱、塑料和空间的浪费，因为宝宝只在最初几个月内能使用。然后他们会想要坐起来，所以你真正需要的就是一个轻便的、可折叠的、实用的婴儿车。然而，一些母亲都极其信赖根据人体工程学设计的斜躺式婴儿车，并且动用预算购置这些短命的"法拉利"。

带婴儿远行

这件事可以很简单也可以很困难，而大部分取决于在这个小家伙到来之前你喜欢冒险的程度。但通常无论你走到哪里，都可以带上宝宝，尤其是未满一岁不会乱跑的宝宝。刚学走路的小孩可能会追逐着飞机奔跑并且喜欢跟公交车、火车、气垫船上的每个人说话，因此相比之下和小婴儿一起旅行会美好很多，或许只是为以后做训练。旅行的第一条规则是：提前到达，因为带着一个婴儿总会比较耗费时间。要确保你的宝宝能摄入充足的水分，包括牛奶或水。你还要额外准备一条毯子。在旅行中要带上一些玩具、娱乐书籍、足够的尿片、湿巾、零食和可以替换的衣服。如果你要去一些比较远的地方，你可能要在手提箱中带上额外的尿片和婴儿食品。不要带太多的婴儿衣服，因为你总能找到一个地方来清洗它们。这可能同你之前习惯的度假有所不同，但是带着一个宝宝前往不一样的地方会有很多的乐趣。

把宝宝带在身上

在我所有的宝宝用品中，没有什么比我的婴儿背带和襁褓使用率更高的了，我的三个孩子全都用过。你可以或走或坐并且哺喂里面的宝宝，也可以当宝宝在里面睡觉时你去做饭、吸尘和清洁、折叠洗好的衣服。跑跑腿，上下公交车，在地铁走廊走台阶，都非常方便还能安抚烦躁的宝宝，因为走路的节奏和妈妈的心跳非常像子宫里的环境。如果你愿意用婴儿车，那么带上背带仍然不错，以便对付宝宝哄不好的时候，而你又没有时间坐下。即使是蹒跚学步的孩子，一个

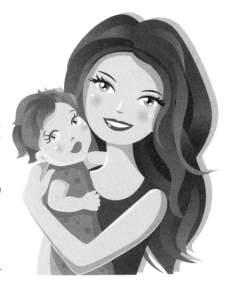

结实的婴儿背带就能使你的宝宝可以坐在你的背上，当宝宝太累走不动时拿出来，它真是棒极了。有一些背带是系到腰上的，以便减轻肩部的压力。如果你用对了，背着很重的孩子实际上对加强你的骨骼和预防骨质疏松有好处。我们跑到印度果阿的一家海岸瑜伽度假村时，用婴儿背带背着我的儿子是唯一能让我行动自如的办法。

一系列的观点

这种观点基于人类革命性的发展，认为想要成为快乐的成年人，就需要在他很小的时候用先辈传统的方法培养他。作家兼心理治疗师珍·莱德罗芙在南美丛林的原住民中待了好多年后，写了一本书来分享她的观察结果。她发现在叶奎那部落中，当大人忙于他们的日常事务时，他们会把宝宝背到婴儿袋里，不管是走路、跑或划独木舟的时候都是如此。在这个过程中，周围的事物便逐渐刺激怀抱中的宝宝去经历和了解这个世界。珍·莱德罗芙注意到这里的宝宝从来不哭，当他们累了想睡觉的时候，没有像许多西方宝宝一样那么紧张。这里的宝宝身体是柔软放松的，而且通过他们动态的"运动"，他们能够排出多余的能量。当宝宝开始会爬行和走路的时候，他们的父母会支持和鼓励他们去野外探索，因为叶奎那部落的人相信"人性本善"，所以他们只相信孩子好的事情。莱德罗芙总结道，对人类而言，西方社会对待宝宝的方式是不恰当的。这也是导致人们普遍异化、神经质和不幸福的原因所在。

30岁以后做妈妈

晚育妈妈完全指南

睡眠

新生儿睡眠

也许你会感觉疲惫，您的疑虑会在下一章得到解决，这部分是关于你的宝宝的。男人都希望有很多儿子，女人都希望有很多女儿，如果您的孩子连续6周每晚上都能踏实睡觉，那是多么美好啊！事实上，大多数的婴儿在刚生下来几个月内，不能也不会乖乖地一觉睡到天亮的。我从未说过母性是懦弱的，所以不要打退堂鼓。

首先，婴儿并不能分辨昼夜。其次，值得高兴的是，借助你的悉心诱导、良好示范以及喂养提示，他们会适应在白天醒着多吃的生活方式。这样，家里的所有人都能好好休息几个小时。

一条良好的经验法则是

白天＝声音、光线和刺激性活动；晚上＝安静、黑暗和舒缓性活动。

新生儿会时不时在任何地方打盹儿，所以您可以忙活自己的事，但需要记住的是，他们在平坦的表面比在车座或者宝宝摇椅上睡得更好更长。

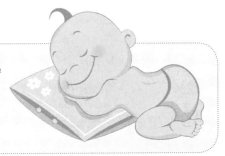

晚上您可以有三个选择

　　1.和婴儿睡在一张床上，我们的表妹在跨越大西洋时就用了这种"共寝"。

　　2.将婴儿放在婴儿床或者婴儿睡篮中。

　　3.混合搭配。

　　如今，英国的许多父母在最初几个月都选择婴儿床，而只会在某些晚上与婴儿"共寝"，这样父母就不会感到疲劳，或者因为这样母亲给孩子喂奶时最为方便。对于分泌母乳也更好，因为催乳素是在晚上产生的。这也意味着你可以对婴儿进行全天监护，也可以在你猛然惊醒而担心宝宝是否还活着时，能够及时触摸孩子的鼻子。让婴儿和监护者睡一起还有镇静作用：婴儿的生活节奏与母亲的同步，肌肉活动会放松，呼吸加深。顺便说一句，你不会挤压自己的孩子，除非你是酒鬼或者瘾君子，因为你沉睡的身体会根据你孩子睡觉的行踪进行调节。监测熟睡的母亲和婴儿的研究发现，他们对于彼此的活动十分敏感，婴儿想要哺乳更多却很少哭。由此得出结论，同婴儿睡一起的母亲的睡眠时间即使不多于那些和婴儿分开睡的母亲，至少也不会比她们少。

　　当睡在母亲床上的婴儿醒来感到饥饿时，他便会咕哝着乱翻来寻找母亲的乳头，在吮吸之后他又会呼呼地睡过去，而婴儿的母亲也是如此。即便她是用奶瓶来喂养孩子，也希望如此。还有什么比接近自己的食物和保护源并且醒来时知道它还会在那里来得更为舒适、更能引人入睡呢？我们地球上大多数公民都同自己的家人在小家里共寝，而现代西方文化则更倾向于用买来的空间为家庭每个成员提供各自的小居室。你也可以试着将婴儿抱到床上哺乳，等他睡着后再把他放回小床，要确保提前换掉尿片，这样就不会打扰他。

　　这种"共寝"或者就近睡觉的安排并非对每个人都适用，也许你需要自己的水床，你的丈夫也许会嫉妒，猫咪会经常和你睡在一起还大声打呼噜。无论你有什么计划，我要说当你拖着疲惫的步子走到婴儿房，你会看到一个心烦意乱、号啕大哭的孩子，你在那冰冷的房子里一坐数个小时喂奶，晕晕乎乎地看着有线电视上的垃圾，这会导致严重的睡眠不足。看护孩子的主流建议是：最初几个月和婴儿共寝一室，或是睡在听力可及范围之内。

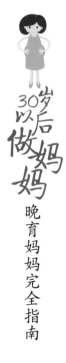

温柔的"睡觉仪式"

在某一时刻，父母开始引入众所周知的"睡觉仪式"。这些通常包括一点休息时间或者安静玩耍时间，用幽暗的光线使得婴儿安静下来，一轮讲故事的时间（一本书或五本），还要抱抱他，或许还要来上一段摇篮曲。在这种情况下，你可以拿出"一号母性工具"演唱那些歌曲或唱你怀孕期间所唱的祷语，你的宝宝能够辨认出它们来。这些都会暗示你的宝宝睡觉时间到了，并让他将上床睡觉视为可爱安全之所在。

与其他人共享"睡觉仪式"是明智之举。你不愿剥夺你丈夫的这一权力吧？父亲的做事方式也许不同，他也许不想唱那些祷文，那就让他运用自己的技巧，这会使他建立起作为父亲的自信，加强他同孩子的亲密联系，还能使你拥有更多休息时间。

纯属谣言的坏习惯

我想花点时间说说我对宝宝养成坏习惯的看法。首先你一岁或两岁的宝宝不会被宠坏，因为这时他还没有自我意识并且不会支使人。婴儿是人类最本真的状态，"人之初性本恶"的观念，完全让我们偏离了正确的育儿方向，一些所谓育儿"专家"误导了我们。所有的说法，例如"宝宝哭时不要过去、不要屈服于他的突发奇想、不要对宝宝妥协、不要迎合宝宝"等等，最终都被神经科学家和心理学家证明是错误的。

非常有趣的是，最新的研究证实了我们祖先们的本能判断：婴儿与生俱来拥有社交、渴望适应和依赖回应他的人的能力，其目的是满足他们眼下生存的需求。

婴儿期十分短暂，接下来他们就会摆脱婴儿式的行为。"他会习惯让你抱着他，然后你就永远都不能把他放下来了！""他不能一直让人抱着长大。""在婴儿时我抱他太多，以至于他现在不想跑也不想玩了。"还有那种通常的警告："如果你让他睡大人的床，他就会养成坏习惯！"在某些程度上，所有的婴儿都意识到了他们不再是你身体的一部分，并且你不会整夜都消失。他们也会在狭窄的床上滋长出占有自己空间的想法，他们开始踢你，交叉地躺着，睡在床垫最好的位置上，明确表现出"我需要自己的空间"的行为。通过在大人的床上睡觉，宝宝事实上在养成好的睡眠习惯：夜晚时间 = 安静 + 每个人都睡觉。

一个孩子会有不同的需求，这些需求随着的长大而改变。主流心理学家认为，在相关的阶段如果一个需求没有得到满足，那么在今后的日子里它还会突然出现，并且孩子会以补偿他没有得到的东西为目标。所以，在相关时期满足他的需求，你就会没有问题。在生命的自然过程中，我们从开始高度依赖人，经历学习和脱离阶段，直到我们完全自立。为什么父母对加速这一过程或者如何控制成长过程如此着迷呢？另一个事实就是，我们是这个星球上唯一全面而又残酷地对待自己新生儿的动物——在出生时将婴儿与母亲隔离，放任婴儿啼哭、并将他们赶出温暖家庭的巢穴。接下来，我们想知道为什么现代社会是如此不正常和残酷。

哭泣

或许从现在开始，直到这辈子结束，你都能分辨出宝宝的哭声并做出反应。即使是在另一节车厢里（而且实际上你的孩子确实准备去上大学），在令人痛彻心扉的哭声发出的那几分之一秒内，你还是会立马听出这是你自己的孩子，并且认为你有责任去安抚那些泪水，这便是母爱的方式。

在刚出生时，不能清楚地说话表达成为沟通的一大障碍，这也是婴儿哭泣的原因。一旦稍微长大了点，他就会用其他的方式来告诉你到底发生了什么，比如扮鬼脸或用手指或者发出咿呀咿呀的声音，就类似于一个有新规则的猜谜游戏。

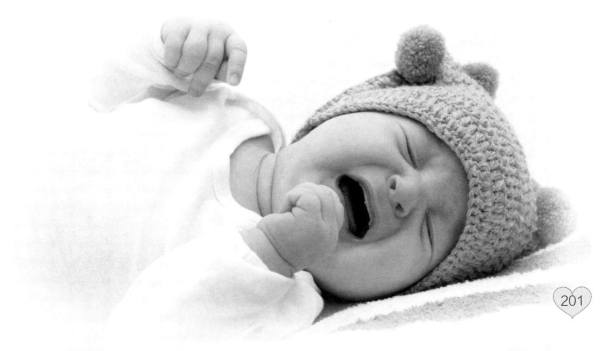

宝宝为什么会哭

● **饿了**　这是宝宝会哭的一个最常见的原因。这个方法相当聪明，因为他一哭你就会喂他奶。还有一些其他的方式表示挨饿，比如他吮吸手指或者用嘴做出吮吸的动作、搜寻乳房、胳膊和腿扭来扭去等。这时的哭声一般都是短暂而有节奏的。

● **累了**　小宝宝可能会受到很多的关注，这也可能导致太多的刺激。有时候哭只是说明他受够了，想要休息了。带他去一个安静的、暗一点的地方，试着把他哄睡。哭可以持续很长时间或者声音尖锐刺耳。活动出现间歇、玩兴锐减、烦躁不安、揉眼睛、目光呆滞和打哈欠，都可能会是稍微大点的婴儿疲劳的迹象。

● **不舒服**　他可能太热或太冷。您可以通过摸摸肚子或颈部来检查一下，手和脚通常是凉的。在室内他需要比你多穿一层衣服但不用戴帽子，你也可以检查他的衣服是否太紧或哪里发痒。他还可能是该换尿布了。

● **异味**　当宝宝大口喝完所有的奶之后，他需要消化一下。至少站立5分钟，拍拍他的后背。有股气憋着会非常痛苦，所以如果能打个大嗝出来，会使你和宝宝都觉得很舒服。

● **病了**　如果哭声又尖又急促，而且还伴有腹泻、呕吐或无排泄，那你的宝宝就有可能是病了。如果上述症状同时伴有异乎寻常的安静时也是一个信号。如果你感觉比较严重，给你的医生打个电话吧。

● **孤独**　一些宝宝需要不断的身体接触来获得舒适感。毕竟，他在你的子宫里待了9个月，他的需求在那里得到了不断满足。找一个宝宝背带，在你做其他事情的时候背上他。

● **长牙**　开始于宝宝3个月大左右，长牙的迹象有哭、咬、流口水、脸颊发红、轻度发烧（偶尔会高一点）、拉臭便便、尿布疹和腹泻等。可以让宝宝嚼点凉的东西。

● **肠绞痛**　虽然目前还不清楚是什么原因导致，每天至少3小时（通常在晚上），每周至少3天，无法安慰的大哭经常是由于肠绞痛。比如宝宝很痛苦地在蹬腿或吸入了大量的风，腹痛不可能一下子奇迹般地治愈，非处方药品也不管用，但一般会在3个月内消失。一些专家说，如果你采用母乳喂养，你应该避免喝牛奶和吃一些柑橘类的水果和饮用甘菊或茴香茶。颅骨治疗可以帮助治疗绞痛，你可以试着同宝宝一起走走给他做按摩，你要用前臂抱着他让他头朝下（保持树中老虎的姿势），也可以把他直立着放在婴儿袋中。新生儿的消化系统仍未完全成熟，所以消化牛奶对于宝宝来说是挺难的。有人说，绞痛只是宝宝告诉我们关于他出生的故事。也有的说，绞痛来自宝宝的身体过度紧张，这还需要妈妈们更多地去抚摸安慰他们。

还可以尝试其他方法

● 放一些舒缓的音乐。
● 启动洗衣机、吹风机或吸尘器（我可没有开玩笑，想想子宫：白噪音和稳定的节奏）。
● 用一块柔软的毯子将婴儿包起来。
● 用婴儿带背着他到处走走，拍拍他的小屁股。
● 围着他做跑、蹦、跳的动作（这是根据"连续性概念"的想法而来的）。
● 把他放到摇椅上轻轻地摇。
● 按摩他的肚子。
● 让他吮吸些东西。
● 唱你怀孕时的颂歌。
● 试着让别的人来抚慰他。
● 深呼吸。
● 饮一杯酒（如果你在母乳喂养，请小酌一点）。

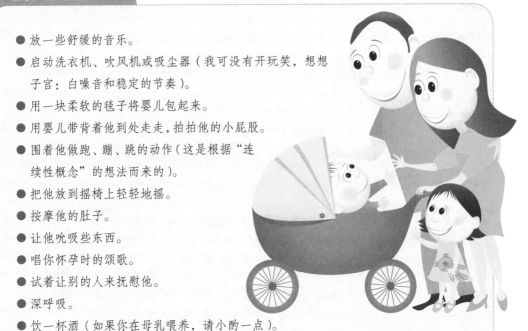

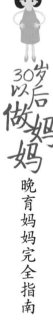

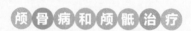

颅骨病和颅骶治疗

颅骶治疗对下列婴儿的症状都会有好处，比如总是哭、身体绞痛、不能正常吃饭或睡觉以及胎位不正出生的和剖宫产出生的等情况。治疗师通过对婴儿头部、颈部、脊柱、骨盆和身体的非常温和的按压，使身体缓解紧张，并使颅骶骨内液体的流动重新恢复平衡。治疗师都训练有素，请找一位专治婴儿和儿童的治疗师。有些专家认为，所有宝宝都应该尽可能早地找一位正骨治疗师来调整好细微的错位。

哭出来

现代科学可能已经找到了答案去同育儿专家就"睡眠训练"是否有害的问题争论不休。婴儿哭的时候，能测到他们的应激激素和类疼痛感明显上升，体温下降。心理治疗师苏·格哈特说："婴儿期的压力，比如当你哭的时候被置之不理，则是很危险的，因为在生命的最初几个月里高水平的皮质醇会影响其他神经递质系统的发展，其通路尚未完全建立。因为一个孩子在刚出生时没有控制自己和管理压力的能力，他只好依赖于一个成年人来维持他的皮质醇水平。除了大哭之外，他什么也做不了，直到哭累了偃旗息鼓"。大量的研究和案例表明，遭受极大的或重复性压力的婴儿皮质醇或低于或高于正常水平。研究也表明，神经途径的模式和敏感的身体细胞使他们对困难反应更强烈。这对他们处理压力和从压力中恢复过来都不利。其后果包括容易焦虑、抑郁或产生暴力行为。

健康

孩子生病会让最理智的父母抓狂。原因很简单：在这些焦虑的父母看来，体温的升高可能预示着某种现代医学也无法治愈的疾病。加上你宁愿自己受困、用钳子才能撬开眼皮，也不愿意看到自己的孩子受苦。可是，宝宝确实病了：他们垂下头或撞脑袋，有时候发烧还会导致可怕的抽搐。最困难的是你要学会分清楚"略有小恙"还是真的很严重。为了避免因为一个水疱跑去急诊室，你可以先试着查找一下堆积在床头柜上众多的健康百科全书或者上网查询。父母变得非常擅长诊治病痛，因为他们比其他任何人都更了解自己的宝宝。说到此，我希望你能有一位实践经验丰富的全科医生耐心地回答你电话中的问题，并给你提供合理的建议，甚至是在非办公时间也能如此。

下面是一些简单的治疗措施，如果情况严重你就得去别处了。

家庭治疗法

- **瘀伤和撞伤** 山金车膏、油或小棉球。如果头部受伤，那么你必须仔细观察，尤其是你的孩子出现呕吐、瞳孔有些异常的症状，在这种情况下，在你带他看医生前，千万别让他睡过去。

- **鼻子受伤** 用吸鼻器（你会觉得很有趣）。如果鼻涕结痂较硬，你可以在滴管中滴点母乳，使其流到每个鼻孔里并滋润鼻黏膜，然后吸掉黏液。

- **新生儿结膜炎** 这种眼部感染是很常见的。清洁的时候，要用蒸馏水和药棉。如果可能的话，在每只眼睛里滴点母乳，因为母乳中含有天然的抗体。

- **普通感冒** 使用加湿器或蒸汽浴让孩子舒缓呼吸。

- **咳嗽** 把一些生洋葱片放进盘子里，将其置于床周围。这样有助于缓解呼吸不畅的干咳。而对于缓解湿性喉咙发痒的咳嗽，可以在靠近散热器的地方放些柠檬片或者用围巾把脖子包住。您还可以在水里加一点桉树油或松树油，如果宝宝已经超过6个月，就再各加2滴，与植物油混合起来按摩孩子的胸部。

- **切口和擦伤** 你可以用消过毒的茶树油，然后使用意大利金盏花修护面霜来治疗。

- **腹泻** 如果你用母乳喂养，那就要确保给你的宝宝增加哺乳量。如果他已经吃固态食物了，可以给他喂些米糊或糯米饭，还有大量的流质食物。

- **头虱** 在你常用的儿童专用洗发水中滴入5～6滴茶树油，并用一把好的虱梳来梳头。你也可以尝试用橄榄油来个"窒息法"，消灭虱子。

- ● **发烧** 给宝宝脱掉衣服降温，让他泡个热水澡并且大量饮用液体。你可以试着把他的袜子用醋浸泡一下（是的！）。高温是人体对抗感染的办法，因为细菌无法在高温中生存。但是如果温度一直不降或者出现异常升高，你可以给他用婴儿对乙酰氨基酚或布洛芬，可以交替使用。这些药能使宝宝的胃肠功能紊乱，所以当宝宝出现腹泻时不要惊讶。如果你的孩子还不到 3 个月，那么应该寻求医生的帮助。若持续发烧或温度一直上升，带孩子去看医生。

- ● **轻度烧伤** 在烧伤的地方放上凉水袋（不要太冷），冷敷至少 10 ~ 20 分钟。然后你可以用芦荟胶或薰衣草油抹在烧伤处。

- ● **尿布疹** 定期更换湿尿布，让他下面透气，尽可能多的让宝宝光着屁屁；可以尝试用金盏花霜或者氧化锌尿疹膏。

- ● **呕吐** 如果宝宝已经断奶了，那给他吃些流食和饼干，顺势疗法药物可能会有帮助。如果还没有断奶的话，尽量让宝宝多喝母乳或水。注意：如果你的孩子长时间拒绝进食，昏睡或是不排泄，你需要带他检查一下是否脱水了。

只是有点刺痛

接种疫苗是个相当有争议的话题。也是作为父母你必须做出的又一个艰难选择。在你们那个年代，你也许大约要注射 10 次疫苗。而今天大多数的孩子在 6 岁前大概要注射 36 种不同的常规疫苗，如果再算上个人注射的话那大约要达到 50 种。很多专家，甚至是那些相信疫苗注射的专家也反对疫苗的滥用，并且质疑这么复杂的疫苗注射的安全性，尤其是两种或是多种疫苗混合的注射，如针对麻疹、腮腺炎和风疹的 MMR 联合疫苗。

小婴儿的大脑和神经系统组织会有一段快速增长和发展的时期，这意味着他们特别容易受到细胞性和炎症性侵害。组合的毒素会增加毒性指数，这是一个普遍公认的毒理学原则。汞已经变得最引人关注，因为它被认为会影响中枢神经系统，导致大脑或神经退化。但是铝和其他物质被加进了大部分疫苗中用以提高免疫力，但它们也会增加毒性，并且会在大脑中聚积。

另一个我们每天都在多学一点的复杂课题是免疫学。宝宝大约需要 3 年来建立免疫系统，多个病毒疫苗会对其产生抑制效果：就是所谓的免疫麻痹。

如果你想知道一些基于证据的事实，并没有长期的、可控的随机研究能够表明现在组合使用疫苗的做法是安全的和无特殊影响的。毫无疑问，当前疫苗计划的推出和突然上升的自闭症以及多动症和其他神经和认知障碍之间是有很大联系的。这类疫苗计划中包含了 36 种在很小时候就需注射的疫苗。另外还有关于疫苗的太多报道和法律诉讼，因为有的孩子在接种疫苗后完全变了一个人。比如在接种 MMR 联合疫苗后患上了自体免疫性疾病，或者引发了自闭症。

在你做决定之前请先阅读所有的相关研究。对每一种疫苗都逐个考虑一下，哪种疫苗有效，我们能知道的潜在副作用是什么，这种疾病是否会危及生命，还是同你居住的地方有关？你千万不要给生病的孩子接种疫苗，因为这将完全摧毁他的免疫系统，等待他完全康复再说。如果你想让自己的孩子拒绝任何形式的免疫接种，那么你要确定孩子不注射任何疫苗仍会有更强壮的免疫系统。

　　我的女儿从来没有注射过任何疫苗或抗生素。每一次学校里有什么流行病，她总是最不容易感染。——简（一位十几岁孩子的妈妈，生产时 42 岁）

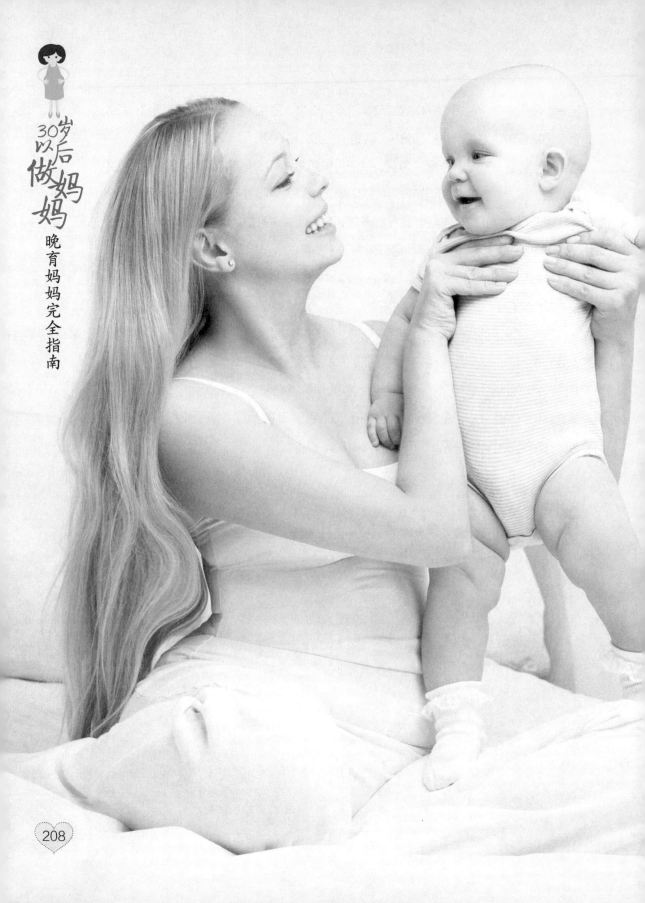

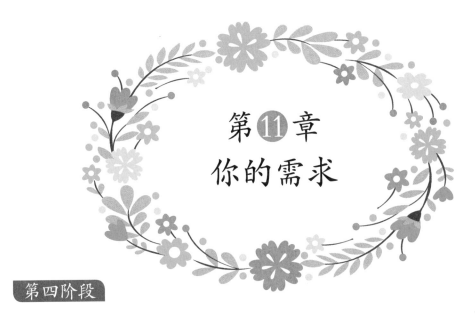

第⑪章
你的需求

第四阶段

40 天的恢复期

　　在现代西方社会中，一旦你生产完，也了解了关于母乳喂养的基本知识，那基本上就完成任务了。你得离开医院，为下一个产妇腾地方。助产士可能会顺道拜访你一下，回答你的问题，并查看一下宝宝的状况。但是没有人会帮你收拾卫生、给你那身上沾着便便的婴儿洗澡、每 4 小时做一顿健康餐。在世界上其他地区有些不一样，在本章结尾部分你会看到：在 1～3 个月期间，那些产妇们都是由家庭成员来照顾的。尼泊尔人、土耳其人、哥伦比亚人还有其他很多国家的人都遵循这样的传统：新妈妈可以免除所有的其他义务，这样她就可以专心照顾孩子了。在中国，邻里及亲朋好友们会按照传统，给产妇带来有补充能量和造血功能的补品（我们的邻居也会带来中国制造的塑料玩具）。全球化的好处就是我们可以用到别国的秘方：中国的当归被用于帮助产后恢复和修复生殖器官已经有数个世纪的历史了，每次口服 2ml，每天 3 次。

　　　　　　　　　　阿 育 吠 陀 的 智 慧

　　在阿育吠陀医学中，产后的那段时间被称为"第四阶段"。这 3 个月对产妇的身体来说至关重要。在古代印度哲学中，一个女人生产后会"重生"。人们相信此时她身体的每一个毛孔都是打开的，因此这是再生和恢复的最佳时间。因为身体所有的通道都是打开的，

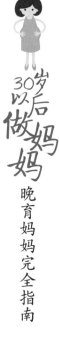

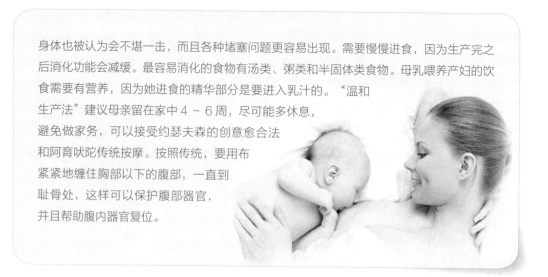

身体也被认为会不堪一击，而且各种堵塞问题更容易出现。需要慢慢进食，因为生产完之后消化功能会减缓。最容易消化的食物有汤类、粥类和半固体类食物。母乳喂养产妇的饮食需要有营养，因为她进食的精华部分是要进入乳汁的。"温和生产法"建议母亲留在家中 4～6 周，尽可能多休息，避免做家务，可以接受约瑟夫森的创意愈合法和阿育吠陀传统按摩。按照传统，要用布紧紧地缠住胸部以下的腹部，一直到耻骨处，这样可以保护腹部器官，并且帮助腹内器官复位。

这个为期 40 天的休息和再生阶段，通常妈妈和孩子留在家里。在日本，产妇甚至会留在床上。除了让产妇能好好休息外，这个阶段也为宝宝适应新环境并稳定其免疫系统提供了时间。在我们的历史中，直到 19 世纪，都常常能发现为期一个月的产后静修的记载（休息、睡眠、沉默和独处）。但是现在，我们却都那么急迫地想要回到工作岗位上去，回归"正常"并且恢复我们的身材。给自己恢复的空间和时间对大龄产妇来说尤为重要，因为如果不能完全恢复会导致长期的虚弱。如果你能雇得起清洁工帮助打理房屋，那就去请，准没错！跟母亲保持良好的关系这会儿也能帮上忙了，当然，请她帮忙的时间应该是有限的。做饭、打扫卫生和洗衣服对初为人母的你来说似乎是一个巨大的负担。还有那些社会关怀，尤其是那些远方的家人、精神病邻居、不算真心朋友的人。你的家里可能会挤满过来探望的人，他们带着一堆礼物，有些有用，有些没用的。如果你能收到有"不速之客"过来帮你做些家务这样的惊喜的话，那真是太棒了，不过估计他们也不会来得太频繁吧。

寻找时间

初为人母的妈妈整天都很忙碌的，如果自己带孩子的话，即使什么都不做也会很忙的。

你的时间都花在了喂孩子、帮他排气、换尿布、想法哄他入睡、洗脏衣服、折叠干净衣服、头晕眼花地走来走去这些事情上了。还有一种理解，就是患了新妈妈疲劳综合征。你几乎没有时间吃饭、洗澡或穿好衣服。3 个月后这种生活节奏会放慢，强度会变小，6 个月后，你几乎能恢复正常的生活节奏。这是个弥天大谎，但暂时你就姑且相信一下吧，总之那些神圣的只是闲逛的日子永远过去了。趁着宝宝睡觉的这段宝贵时间，你可能会横冲直撞以最高速度赶紧补做家务，这会儿要做的事情太多了，而不会自己享受一下这段时光。你可以用这时间擦拭黏糊糊的台面、补写上个月的邮件、清洗容器。为什么还要去放松呢？既然这样想的话，那就不要奇怪为什么这一天下来你会那么累。事实是这种情况在未来 15 年左右都不会改变，作为母亲，你不能够停歇，没有休息时间。除非你真的出去度假，并且不带孩子去才有可能。

> 我感觉有了孩子之后，自己像个 20 世纪 50 年代的家庭主妇，问题是我也有自己的工作。可我怎样才能找到工作的空闲呢？那些 20 世纪 50 年代的家庭主妇处理起这个问题来要简单得多。
>
> ——简（在 39 岁和 41 岁时生孩子）

在最初的几周甚至几个月期间，生产之后你是如此亢奋，以至于根本不会介意你的生活发生了翻天覆地的变化。但是这种情况迟早会让你心烦意乱，你什么任务都做不完。我们有无数的小发明能用来节约时间，但实际上我们太依赖它们了，以至于最后并没有真正节省了时间。我们已经忘记了如何保持不动，只是静静地停顿一会儿了。有了孩子会迫使你慢下来，这是少做些事、抽时间休息的最好的借口。有组织性是应对这些新挑战的关键。

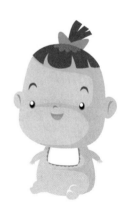

一些小细节

- ● 努力让日常现实变得有趣，而不会因生活之苦变得闷闷不乐。
- ● 放松对自己的要求，允许有一点点不完美，特别是在干净整洁方面。
- ● 如果你能负担得起的话，花钱请人帮忙。

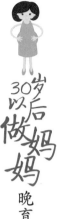

- 做饭的时候做大份的，这样你家冰箱就可以存满健康的自制快餐。
- 榨水果汁和蔬菜汁——这是快速、高效而又有营养的东西。
- 用婴儿袋背着宝宝做家务——宝宝喜欢这个动作。当你叠衣服、擦架子上灰尘等等的时候，不妨唱唱歌，因为唱歌可以让你振奋起来，也可以安抚宝宝。
- 跟宝宝一起整理，尤其是当他大点的时候——你可以把它变成一种游戏，很快他就会模仿你也去做。这是多么实用的免费劳动力啊！
- 和有孩子的朋友结成团队，轮流照看彼此的宝宝。
- 设定目标，每天只完成一个任务——你不能像平时那样风风火火的，否则你会让自己抓狂的。
- 采用网购方式，让他们送货上门。
- 每周留点时间做点你休闲时候会很享受的事，或者安排每周犒劳自己一次，让自己有所期待。
- 如果你乘车上下班，就利用这段时间阅读你想读的书刊，或者列出清单，整理一下文档。
- 让宝宝融入你的生活，而不是让你的生活围着宝宝转。

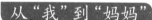

从"我"到"妈妈"

你很可能会被你的小天使弄得晕头转向并且对他迷恋有加。除非你是琼·克劳馥，否则你会完全只关注自己子女的生存状况，其他一切都不复存在了。这正是问题所在：你开始消失了。不要误解我。你或许会感觉现在全新的你很令人满意，但你肯定也会遇到挫折和认同危机，尤其是作为一个习惯了独立生活的大龄产妇。

要重新回归你自己，你必须先提出自己的需求，美国人称之为：自我关爱。我们女人是受情感和激素影响的复杂体，因此我们神秘而又美丽，在任何人面前我们都必须尊重这一点。母亲成了你的头衔，然后当它最终转向的时候，它会让你暴露在一片新的不同的光影下。给自己一点时间去调整，不要因为你为自己花费了时间而感到内疚。我自己花了一整年时间甚至是两年，才感觉依稀回归自我了。嗯，我自己作为一名母亲，就这样。

回归自我

- 散步，就你自己一个人，不需要跟别人讲话，不要想太多事情。放松下来，不要忧虑，保持头脑清醒，深呼吸，吸收一下大自然的空气。

- 跟女性朋友一起吃午饭——一起回忆你做过的好玩而又疯狂的事情，会让你想起来你曾是一个多么聪明、勇敢的女人，而且现在你仍是那样。

- 参加瑜伽课程，至少一周一次，就像民众敬神那么虔诚。

- 好好泡个澡，把自己想成一位女王，放纵一下自己。

- 做一些刺激脑力又有教养的事情，去参观一个展览或去参观你一直想仔细看看的博物馆。尽情享受你的独处时间，感受现在身为人母的那种稳定感和安全感。

- 回想你做过的令人难以置信的所有事，你经历过的惊奇的探险，你享受过的疯狂的岁月，并感激你所有的这些经历。这时你会意识到，你已经准备好向下一个成年期阶段迈进了。很庆幸一切进展顺利，你能体验到成为一名母亲的感觉。

- 去跳舞。选学一门你以前一直想学的充满异国情调的课程。任何的舞蹈都挺好，特别是跳肚皮舞，它会让你身心相连。

- 桌子上放一些花，加张照片、卡片或者你喜欢的任何漂亮东西。为自己祝福。

- 当你的小不点长大些，能够离开你自己去玩了，离开一段时间，只有你自己，一个晚上，一个周末甚至一个星期。你需要不断逼迫自己一把。你会极度地想念你的宝宝，但是没有你，他会生存得很好。有时你会感觉自己的力量和独立性回来了。

- 你的孩子在一两年内就会离开你长达几个小时，那时候就只剩下你自己了。

- 注意，所有上述这些意味着你得让你的伴侣、母亲、最好的朋友或保姆帮忙照顾宝宝，这才是我想说的重点。

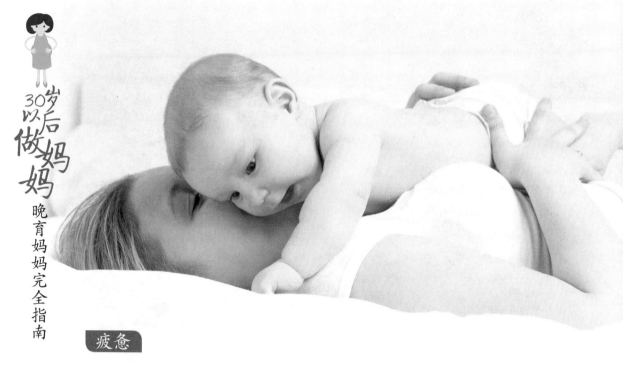

30岁以后做妈妈
晚育妈妈完全指南

疲惫

头昏脑涨

不让人睡觉是公认的一种折磨人的方式，所以当你一晚上被喊醒 5 次，然后又不得不早晨 7 点就起床，你多少就能感受到这种艰辛了吧。许多新妈妈说睡眠不足是她们做母亲最艰难的一点，而且这一点还会影响到其他所有的事情：你变得喜怒无常、脾气暴躁，而且你的其他问题也被大规模地夸大了。根据一项调查，10 个母亲中有 8 个把睡眠不足认定为是使夫妻关系面临"巨大压力"的主因，有 81% 的人说睡眠不足会导致争吵。

然而，在每次你感到疲惫的时候，请重复下面这句话："现在是你人生中一个短暂而又情绪强烈的阶段，它终将会过去的。"重复的速度要比你思考的速度快。这些早期的睡眼惺忪的几个月也是能让你尽享亲密感的时光。我还记得当世界上只有我跟我的孩子还醒着的时候，我看着他那睡眼惺忪的样子。当他吃完奶酣然入睡时发出温柔而又满足的声音，他醒来时的微笑配着清晨鸟儿的鸣叫，一切都是那么珍贵，却也流逝得那么匆忙。

如果遇到特别糟糕的一天，前一天晚上备受困扰，我不会尝试用锋利的刀去切蔬菜、不会填写税单、不会学着编织流苏花边，甚至也不会去开车。研究表明，疲劳驾驶比醉酒驾驶还要糟糕，况且你的车后座上可能还有个在大惊小怪叫喊的宝宝。如果你能给我找出一个既不担心孩子、也不回头查看孩子的母亲，那我就能给你找出个血气方刚的小伙子慢慢吞吞地试驾一辆跑车，甚至连引擎都没发动起来。

缓解压力

我知道有很多大龄产妇会抱怨她们的精力赶不上在学校那会儿了，那时候她们为了准备高中课程 A 级水平考试可以彻夜学习，然后也能去参加 24 小时狂欢聚会 (有时会在同一个周末)。或者抱怨因为不能每天睡够八个半小时的美容觉，她们又添了些皱纹。能帮你们弥补晚上睡不好的办法就是午睡。如果说生活在西班牙让我学会了一件事的话，那就是这些喧闹的人们是怎样设法生存的。他们晚上 10 点离开家，11 点时吃点餐前小零食，半夜追着孩子穿过广场，然后凌晨 1 点左右慢悠悠地走回家，这还只是那些没喝醉的人。这一切的秘密就是中午时候睡上一觉。从下午 3 点直到 5 点，除了那些跟国外银行做生意的人，所有的伊比利亚人都会跟周公有个约会。在这神圣的几小时的小憩期间打来电话的人是要倒霉的。

晚上没有睡好，白天怎样才能精力充沛

- 白天跟宝宝一起小憩一下。
- 上班族妈妈如果白天不能小憩一下，那就在上下班的途中闭上你的眼睛，听听音乐来忘掉所有额外的压力。
- 做一套充满活力的 15 分钟瑜伽，最后以 2 分钟的冥想收尾。
- 出去快步走一会儿。
- 每天补充点 Ω-3。
- "浮在"盐水上，但是由于我们大多数人不住在温暖的大海边，因此我们可以用浴盐洗澡来代替。
- 多喝水，吃坚果当零食，饮食要规律。
- 早上床睡觉，例如晚上 9 点，每周至少两次。
- 检查一下自己的营养水平：也许你缺钾或者是甲状腺低能。
- 避免吃加工食品和过多的糖。多喝咖啡和多吃巧克力或许可以快速提神，

但是当嗡嗡声平息之后你会感觉更糟糕，而且他们会消耗你储备的能量。
- 如果你真的难受到要抓狂了，就雇一个夜班保姆吧，或者白天找人帮忙照顾宝宝。
- 如果是用奶瓶喂奶或挤出母乳喂奶，你可以问问老公他是否愿意体贴地替你值几个夜班。当托尼·布莱尔说他夜里会起床给他儿子里奥换尿布的时候，我要爱死他了。别忘了，他还有一个国家的事务要打理呢。如果首相都能做到的话，那你的懒老公也该能做到。或者该让他提高一下公关水平，来说服他正在"分担责任"了。没错，你应该就谁睡得更多的话题跟他理论一下。你也可以决定每周都要"离婚"一次，但是正如我说的，这一关过了，你很快就又能像婴儿一样睡觉了。

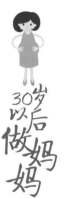
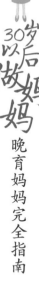
"我不累，我只是 5 个月没睡觉了"测试

当你有如下情况，你就知道自己是睡眠不足了：

● 把电话落在冰箱里。

● 把脏衣服扔进厕所里。

● 用口红涂眼影。

● 做关于羽绒被的白日梦。

● 感觉你刚刚被下了迷药，只是想象！

● 把尿片穿在了宝宝牛仔裤外面。

● 路上跟熟人擦肩而过，却总是注意到路沿有多脏。

● 把购物时买的东西放在车顶上就驾车离开了。

● 即使戴眼镜依然视力模糊。

● 伴侣提出想做爱而你却认为这是他说过最搞笑的事情，转过身去就开始打鼾。

感到伤心

为什么会如此伤心

适应母亲身份需要一段时间。尤其在你习惯新的生活之前，需要有一段波动和调整的时间。事实上所有的女性生产之后都会有一段时间很抑郁，可能会持续几天甚至几个星期。

诸如失败、怨恨和莫名的伤感都是正常的，有10%～20%的新妈妈抑郁的情况会比较严重。

产后抑郁症（PND）据说是受激素影响的：一些专家认为患产后抑郁症是因为黄体酮急剧减少，而其他的专家则认为，得这种病是因为突然缺乏情绪兴奋剂——雌激素。然而，激素并不是导致成千上万的新妈妈哭哭啼啼的唯一罪魁祸首，还有其他原因。

独自在家里几乎只靠自己一个人完成照顾宝宝的重任，这的确让人望而生畏。从我们人类脱离氏族村庄的群体生活，搬进自己的小家，两耳不闻窗外事开始，我们就变得越来越悲惨。越富有则越孤立，也就会感觉越抑郁。奥利弗·詹姆斯在他写的《富贵病》中出色地证明了这一点。正如一句名言所说，"养育一个孩子，需要一个村子的力量"，在一个理想社会中，一个新晋妈妈可以完全融入社区中去，我不得不提一句，其他社会成员参与进来照顾孩子是免费的。抑郁也跟疲劳有关，有研究表明即便是那些收养孩子的父母也会因睡眠不足出现抑郁症的某个症状。其他导致抑郁症的因素还有产后照顾不周、教育水平不高、单亲家庭和一些不太清楚的原因，例如认同危机，也是新妈妈尤其容易受影响的一种因素。在我的所有好朋友中，没有一位女性在生产完之后不出现一点自尊崩溃的情况的。这通常跟老公那些麻木不仁的评论有关，比如他们会说："你最近有没有照照镜子看看你自己呢？"过后的怨声之大比珠穆朗玛峰还高。

令人欣喜的是，各种研究表明大龄产妇受抑郁症之苦会更少。澳大利亚的一项调查发现，这是因为大龄产妇由于生活阅历更丰富，因此更成熟、复原能力也更强。她们应对挑战时的适应性也会更强。

抑郁症警报

你时常会感到筋疲力尽、空虚、不能集中精力，为自己不是一个好妈妈而感到内疚，更甚者你可能会有想要伤害孩子的想法，这些病态心理很明显是典型的抑郁症症状。你或许会发现自己因为各种莫名的原因随时都会流泪。失眠、食欲低下、无端恐惧症和强迫症行为等，都是抑郁症的表现。

快乐兔女郎

首先，你要确保自己不是因为食欲不振而筋疲力尽。还有一些可以减缓压力的方法，

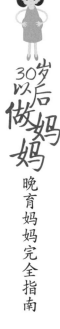

比如外出会友、散散步、练习一下积极想象，或者痛快地泡个澡。用一些基础精油放松一下情绪，比如天竺葵精油、橙花精油、玫瑰精油。也可以试着定期锻炼，这样可以帮助分泌内啡肽，让你感觉更舒服。外出会友的话也应该去见一些会让你高兴的朋友，不要见那些让你抱怨更加厉害的或者跟你同病相怜的朋友。你还可以做些能给生活增添乐趣的事，这样可以刺激爱的激素的分泌。催产素和催乳素在怀孕和生产期间会自然流动，哺乳期间如果你用母乳喂养的话会继续增加，所以保持母乳哺喂并且经常和宝宝进行眼神交流吧。如果你可以时不时地露出点微笑就更好了，那会振作起你和宝宝的精神。

如果这些小改变作用不大，你也可以预约做些按摩、塑身、颅骨疗法或其他互补治疗。你也可以跟辅导老师谈一下或者试一下认知行为治疗（CBI），这种方法对治疗轻中度抑郁症的效果很好。

感觉情绪低落还可能跟你过去的糟糕经历，甚至是你自己的婴儿记忆有关。一项叫"变质愈合"的技术已被用来释放你在母亲子宫里和童年时期积累的紧张情绪。做了妈妈，可能会激活你细胞中的一些痛苦记忆。你不应该责备自己不是一个好妈妈，而应利用这个机会提升一下自己的意识。孩子是世界上自我发现和治愈伤口过程中最好的"催化剂"。

生了儿子之后，我就变得很沮丧、很压抑。我有那么多的事情要做，与此同时，我也有了很多的期待。最后我去求助催眠治疗师，然后发现了我自己的出生很不愉快。我回去找母亲谈了谈，母亲说她生完我之后，带着我出院回到家中发现我父亲，一个嗜酒又好色的人，正在跟另外一个女人鬼混。我母亲当时惊慌失措并试图想掐死我。听到这件事时，我能感受到深藏体内的那份疼痛和痉挛。我又回到治疗师那里，一起揭开了那个困扰我们的疑惑。从那以后我豁然开朗，也不再因为抑郁而内疚了。

——妮娜（在35岁生下第二个孩子）

如果你患有严重的抑郁症，或许你应该避免跟孩子联系太深，否则长期下来对孩子不好。治疗师可以帮助改善你跟孩子之间的交流，他或许能给你指出不足，同时给你提一些有用的建议。他会通过事例来教你如何解决一些日常的简单问题，比如做饭和跟孩子一起购物，这些事在你抑郁时可能做不到。孩子不需要你这个妈妈很完美，只需要你够好就可以了。

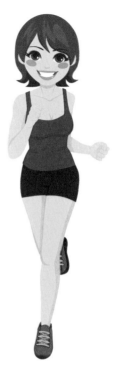

身材恢复

有一些女性是模特和电影明星，她们都有自己的健身教练和私人厨师，这些女性哪怕刚生完小孩，摆姿势的时候看起来也都很苗条，但是我们大部分普通女性还是需要更加耐心一点。你确实想要恢复产前的身材，包括平坦的小腹，但是这不可能在生产完之后立马就完成。你要记住，你是用了9个月才胖成那样的，那你最起码也得用6～9个月才能恢复身材。如果你还在用母乳哺乳孩子，那你的体重自然会下降。不过，也有体重增加的，有些女性因为要哺乳孩子，就会很饿，进食使得她们的体重实际上增加了很多。给孩子喂奶的时候不要节食，但是你可以减少对快餐、高脂肪食物、高糖和高碳水化合物零食的摄入，用大份的沙拉和健康的果汁替代那些甜食。如果你想要在特殊场合看起来不错的话，比如要去参加某个婚礼，也有一些很棒的诀窍，可以在外套里面穿件紧身衣。这种为"潮妈"设计的紧身衣有很多赏心悦目的颜色和设计风格。

不管你的体形走样有多么厉害，多少锻炼一下都会让你感觉更舒畅、更有活力。在最初几周或几个月里，我只想要轻微地锻炼一下：在清新的空气中走走，做做瑜伽。瑜伽和普拉提确实很有效，你可以专门针对最难受的那些部位来练习。如果你不想每次打喷嚏、大笑、咳嗽、来不及上厕所时都弄湿自己的话，锻炼会阴肌肉是很必要的。如果你足够幸运有思想前卫的邻居住在附近的话，那你极有可能参加"天才宝贝"瑜伽课程。这些课程很有趣，会做放松和关联练习，尽管它们不一定都要让你大汗淋漓。任意一样你能把它列入计划表的训练基本上都有额外的收获。

如果你要减下体重来很难的话，那么还有一个更激进的方法可以使用，那就是跑步机治疗法。有氧运动能加速你的新陈代谢，燃烧掉你身上多余的脂肪。一旦你从分娩中恢复过来，比如6个月后准备要减肥了，那你就努力跑步、骑自行车、游泳，跳让人大汗淋漓的舞蹈，再或者大汗淋漓地做爱怎么样？并且坚持至少45分钟。你可能要雇别人陪你锻炼了，因为大多数新爸爸对任何事都坚持不了7分钟。我一直惊讶于那些在纽约公园推着坐在充气减震慢跑婴儿车中的孩子一起跑圈的苗条妈妈们。如果这一切都不管用，那你就去印度待上几个星期，每次我这样做都很管用。

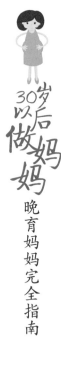

职业要求

工作与生活的平衡

等你全身心投入到新生宝贝的生活方式中的时候，通常也该到了你回归小宝贝出生之前你做的那件事上的时候了。有的母亲对烤饼、手指绘画欲罢不能时，总有另外的母亲会迫切想要回到办公室，讨论一些跟婴儿不相关的事情，在咖啡凉掉之前好好品味一下，以及不受干扰地完成一项工作。我们大部分人都想"鱼"和"熊掌"兼得：生活与工作完美平衡，有钱有智慧，又有大量的自由时间。根据我的调查，当提及回归工作岗位时，大龄产妇们对此会有更大的灵活性。这一切都要归功于她在工作岗位上已经有足够多的积累，当然还有一些生活积蓄。她们很多人都会利用母亲这个新角色的过渡期做一些自由撰稿、放慢生活速度、做点生意或者干脆享受一个无忧无虑的假期。

我知道有相当一部分女性自己有工作，她的伴侣是"家庭煮夫"。这些爸爸们当然会像典型的"家庭主妇"一样，因为挫折而抱怨、沮丧、缺乏自信，而且他们的所作所为还会被认为是理所当然的。"家庭主妇（和煮夫）"是20世纪西方社会的产物。妈妈们从黎明开始就要外出工作，她们要么带着孩子要么让家里其他人照顾。在我们的社会历史中，那些位于上层社会的妇人没有必要辛苦地劳作，因为她们有保姆，因此她们很少亲自动手照顾孩子。在我们父母这一代，完美的中产阶级妇女会放弃自己的工作，照顾孩子，提高自己的厨艺，甚至是趁着丈夫还没有回来之前出去做一下头发。现在我们大部分女士都有工作，与此同时还要努力做一个好妈妈。想要担任好这两个角色，这意味着我们要把自己逼到极限，如果有任何不足就要面临巨大的内疚感。你一大早就急匆匆地去上班，把哇哇大哭的孩子留给其他人，这样开始新的一天肯定不会让人开心。然而，幸福的关键是把这份内疚感抛在脑后，然后带着这份内疚感继续前进，并且茁壮成长。你正在"拥有一切"，这不正是你一直想要的吗？

谁来照顾你家宝贝儿

照顾孩子的选择在过去十年里增加了很多，但是他们的成本仍然较高，也需要你具备完美的组织能力才能应付得了这些选择。最简单和最廉价的选择就是让家里人照顾孩子。但是这也会让你的"不准吃糖、不准看电视、不准带着沙鼠睡觉"的规定执行起来更加困难，因为不支付工资，你就不是老板。不过话又说回来，家里人照顾孩子的话，孩子可以跟那个几乎像你一样爱他们的人在一个熟悉的环境中一起待一整天。另一个比这贵点的"在家带孩子"的选择就是雇一个保姆或者家政工。选人的时候一定要慎重，认真地去查一下那些参考资料。建议给这个保姆的前一个雇主打电话了解一下，你需要的是一个手拿高度赞许推荐信的好保姆，而不是一个能吃光你家所有冰淇淋、打完你家电话费、在你家沙发上亲吻拥抱男人的保姆。我们甚至说得难听点，那个男人可能是你的丈夫。请保育员照顾孩子要便宜点，因为通常她们家里有很多需要照顾的孩子。如果你想找一个托儿所，那就看一下推荐信，并且核实一下教育主管部门的报告，人员变动较少的小规模托儿所要好一些。超过两岁的孩子在托儿所里通常会表现得很好，但是很多托儿所不具备专门针对低龄儿童的理想设置。

　　所有这些照顾孩子的选择都需要让孩子慢慢适应新的托管人，你也要弥补上没有陪孩子的时间。如果孩子生病，你需要有备份计划：是你请假不上班照顾孩子还是让家里人照顾？为了能按时出门，你还需要一个好的日程表。

利用工作之外的时间跟孩子度过有质量的时光，这也会有压力。一些母亲说，如果孩子不是一整天都缠着她们的话，她们会更喜欢这些孩子们。当你回到家，单独把注意力放在孩子身上是一个好主意，哪怕你已经在电脑前坐了很久、还要准备好晚餐，此时正心烦意乱。如果你感到困惑、疲惫或是内疚，这种情绪都是会转移到孩子身上的，所以尽量先保持自己内心平静，等孩子上床睡觉了你可以再把这种压力发泄在你丈夫身上。或者你压根不发泄这种消极情绪。

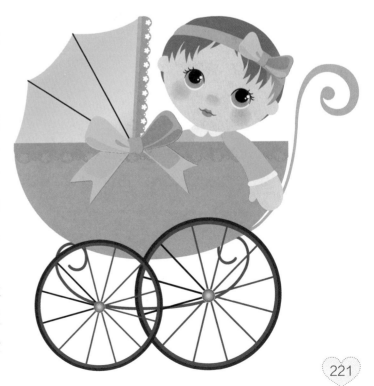

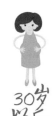

夫妻关系

爱情去哪儿了

在你有了第一个孩子之后，你们的关系就发生了巨大的变化。有了第二个、第三个孩子之后，关系会变得更加紧张。尽管的确是在期盼中，第一个孩子出生了。但是第一个宝宝成了之前亲密二人关系之外的第三者，它是一种关系的终结，也是另外一种新关系的开端。这种新关系牵涉的人增多。你的注意力转移到了孩子身上，给了孩子很多关注、爱、亲吻和拥抱，你们夫妻二人之间的这种关系已不再紧密。最为震惊的变化就是老式的性别角色是如何突然出现的。特别困难的就是我们这些女权主义者要变回到只关心把肚子填饱的女人。我们早已经习惯了独立、拥有个人资金和个人自由。找一个男人帮忙或者跟他要钱或许是你终生要反抗的事。新妈妈们经常会感觉自己陷入困难之中，也得不到支持，而爸爸们也感觉自己被冷落了，还要养家糊口，压力很大。你开始抱怨世事艰难，而他也表现出消极的攻击行为，还会给你贴上个"唠叨鬼"标签。难道我们喜欢被这样称呼吗？在你懂得这个之前，完全出乎你的预料，他会以家长的口吻对你讲："你为什么不花点时间在这个上面？""你一整天都留在家里，你压根不可能累。""你最起码应该把晚饭做好吧？"

我采访过的一个未婚的朋友提出了以下建议：

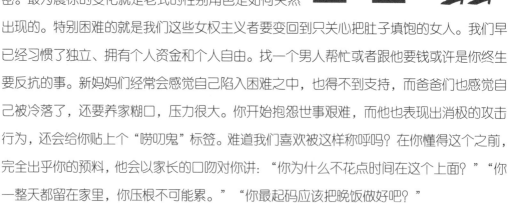

或许不会很浪漫，但是我要事先谈好关于金钱、保险、做家务和不带孩子的休息时间。如果你要辞职一段时间，你要先确定他会给你支持，这包括你辞职期间不能发的津贴钱。你需要有自己的时间，最起码一周一次到两次，这是让他感受照顾婴儿是多么不容易的绝佳机会。在柏林，这已经成为他们文化中的一部分：周末早晨城市里到处都是带着孩子的爸爸们，一些咖啡馆甚至为他们安排了特别的"欢乐时光"。

——梅希蒂尔德（在43岁生孩子）

养育子女是世界上回报最少、最不被珍惜的一件事。大部分女性渴望得到别人对她们所作所为的欣赏，最起码是她们的丈夫，希望他们少些批评。这当然是双向的，他责备你对孩子过于紧张焦虑，而你批评他经常去酒吧，对家中事情不管不顾。我丈夫给我的带讽刺意味的评价是："她以前很有趣，而现在她变成了一个十足的母亲。"这是好事，对吗？说出你想说的话吧。我们从没想过要变成我们自己的母亲那样，但是肩负着大部分照顾孩子的责任对我们来说就是如此，最起码在一段时间里是这样的。

我们能做的还有一件事，那就是让你的丈夫去分享孩子的一切，不仅仅是照顾他们或者给他们帮忙。孩子们的生活需要父亲的投入。兰卡斯特大学的一项调查显示，在那些父亲也参与照顾孩子的家庭中，母亲用母乳喂养孩子会更容易，孩子考试成绩也要更好，到21岁时，孩子有犯罪记录的概率也要更低。因此，如果爸爸们不想在监狱里看到孩子的话，那就从现在开始参与照顾孩子吧。尽可能地让父亲也参与到照顾孩子的行列中，这会让他感受到孩子多么需要自己，也就是说，他们并非一无是处。这也意味着他会像你一样筋疲力尽，因此他也就没有精力去闹别扭。很多母亲都会犯的一个错误就是干预过多，在这方面我很内疚。最好的做法就是让他按照他自己的方式去做！如果这意味着孩子会穿着古怪的袜子和羊毛衫，管他呢随它去吧。走出家门去剪个头发，或者干点别的犒劳自己一下吧。是的，这些日常小事从现在起都被视为犒劳了。如果在父亲陪着孩子的时候，孩子哭个不停，你可以尝试在给孩子穿衣服之前自己先穿一下，这样孩子的衣服上闻起来就会有你的味道，孩子也就可以感受到你在身边了。重复一下这句咒语："对这堆烦心事，我要撒手不管，完全撒手不管。"

另一个重大的变化就是夫妻之间独处的时间越来越少了。你经常以这种方式结束一天：做孩子的全天候保姆，在走廊里教孩子传橄榄球，交换孩子是否上过厕所、吃过饭和入睡的这些信息。你需要重新建立与伴侣之间的联系，也就是说只有你们两人单独在一起，中间没有流口水的娃娃。

总部设在英国的一个慈善机构声称，新晋父母应该每周约会一次。实现这个目标，就跟打电话叫一个水管工过来却期待布拉德·皮特来家里一样不现实。抱歉了，水管工们，我得承认你们中有人确实很帅。即使你们冲破千难万阻出去了，约会也不再像以前那样了。如果你们可以避免只讨论孩子的事，那么一系列其他很多事情也会破坏你们美好的夜晚。比如：

- 你们以吵架收尾。这个结果可以是由任何事情引起。小到他不用刀叉吃饭，大到更为重要的事，比如，为什么他母亲要过于干预照顾 孩子的事。
- 他的眼神很呆滞，因为他对孩子断奶既不赞成也不反对，跟你不同。他的眼神很呆滞，因为面对你交代的苦差。
- 厌倦了彼此的事实使得你不禁想知道你们是否会慢慢分开，而且不可避免下一步就是离婚。
- 你们都精疲力竭，无法好好享受这个两人的夜晚。回家时太累了，没力气进行性生活了。
- 你没有饮酒（哺乳期间要禁止喝杜松子酒），因此他的笑话就很冷。
- 你们夫妻俩都认为，下次最好留在家里看电视。

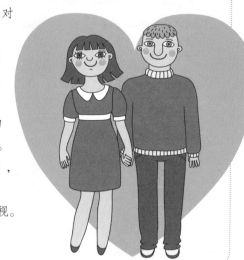

尽管有上述的插曲，夫妻之间的关系在很大程度上还要得益于你们俩人的孩子。对孩子的爱将会把你两个人永远连在一起。因此你们夫妻俩会没事的。

在古密宗哲学中，我们人类被认为是神圣的人类，因此这意味着我们要认识自己另一半的神圣。又或者很简单地，尊重并且敬重彼此，欣赏彼此的所作所为，他也会很欣赏你的。将谢谢挂在嘴边，注视着彼此的眼睛，并且经常相互抚摸碰触，仅仅是互相拥抱一下就意义非凡。

夫妻之间没有性生活

好吧，我知道这可能是你现在心里最不想做的事。那就不提它了，我绝不会逼你去接这个话题的。我甚至想说，你可以骗你的丈夫，骗他说医生嘱咐你还应该等多久，如3个月、4个月、甚至6个月，要忍受疼痛的痛苦，要长时间处于疲惫的状态是一种什么样的生活啊？你的生活会因婴儿的出现变得性欲饱和。有那么一段时间，你只想留在自己的空间里，不需要给孩子喂奶、照顾别人，当然也没人打扰你。如果你还在母乳喂孩子，那就更是这种情况。看其他哺乳动物就知道了。当一只雌性哺乳动物还处在哺乳期的话，她就不想让雄性伴侣靠近自己。在很多社会里都是这样，哺乳期妇女不性交。并且在这个时候，你的下体也会比较"干涩"，因为你需要把所有液体都用来产奶。这个情况只存在于最初的那几个月，所以如果你需要长时间喂奶也不用担心，在绝经前你的性欲会恢复的。真心希望你了解，顾家的男人在你再次引起他注意之前是不会跟"小蜜"私奔的。如果所有的方法都不管用了，那就给他发一个稍微"变态"一点的短信，许诺会给他一个"风流"之夜。比如说，在下一次月食的时候。

并非只有你自己处在过渡期。你的爱人当上了父亲。有些女性可能会感觉这个新身份甚至更具吸引力，但现实是，他也会有很大的眼袋，大到可以用这个袋子周末购物了。睡眠不足破坏了两个人的爱情生活，因为如果有机会可以躺下来，大部分的人会选择补觉，而不是活动。

单亲妈妈

随着年龄的增长，很多女性决定如果意中人还未出现的话，就单独要个孩子。做单身母亲的明显劣势就是时间、金钱和资源有限，或许还有孤独。优势就是在宝宝睡觉时你自己有更多的时间，你也就可以更自由地去做你想做的事了。你不必安排"董事会"去讨论晚饭时要喂孩子意大利面还是糙米，要不要给他剪头发，或送他去哪所学校，您不需要商量任何事。我知道的所有单亲妈妈都与她们的儿女有着极为密切的关系。对一个孩子来说，与自己母亲相处和谐要比关系不正常好得多。古代的文明和文化很崇拜那些不附属于男性的圣母，许多土著母系社会并不认同父权。

变成一个家庭

一旦你有了孩子，你是你婆婆家的孙子的母亲。明白了吗？你的孩子跟你婆婆有了血缘关系，因为这是她儿子的孩子。你们的基因通过孩子汇集到了一起。而所有那些"非姻亲"的因素和你伴侣的其他方面也将关系到你的小宝贝。所以，不管你有多么想要假装只

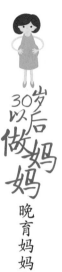

有你这一边的基因才会影响孩子，你也得忍受他们，最起码偶尔为之。你公公婆婆可能比爱你更爱你们的孩子，但如果说那意味着他们可以很好地照顾你们的孩子，那又何必在乎别的事呢？他们或许周末可以过来帮忙看一下孩子，这样你就可以跟你老公过你们的二人世界，享受"甜蜜的蜜月"了。说不定会再有一个小宝宝想要加入你们这个幸福的家庭哦。天哪，你确定想再要个孩子吗？你想让这整个游戏从头再来一遍吗？

走遍全世界

将婴儿放在汽车座椅上，往嘴里塞一个安抚奶嘴，然后载着他们到处逛，这可不是每个人都认为的好主意。现在我们就来看看世界各地一些不同的风俗吧。

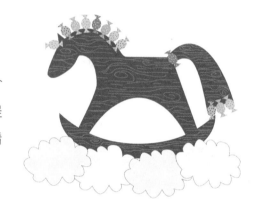

● **原住居民** 传统认为在你受孕之时，是有思想的孩子先选择了你作为他的母亲，才进入到你的身体内。父亲通过梦跟孩子有了第一次接触，有时这第一次接触有可能是在孩子出生前的好几年就出现了。原住民相信怀孕的主要原因是受孕之前父亲做的那个梦，而不是双方的性行为。有时候他通过一个一闪而过的梦将这种思想传递给他的妻子，或将这种思想托于发丝，然后将其移到妻子的肚脐附近。他们认为这个有思想的孩子比任意一个活人存在的都要早，而且他完全独立于人类。

● **巴厘岛** 人们认为新生婴儿是一个被释放的祖先的化身。在前42天，母亲和婴儿处于一种精神重合的状态。在这个阶段接近尾声的时候，要表演一种仪式，做些供奉，陪同孩子到出生的所有罪恶都将被驱逐。出生210天内，不能让新生儿的脚接触地面。

● **哥伦比亚** 母亲生产完后，需要休息40天来调养身体。她们不能操劳或者旅行，这时候需要父亲去做那些日常琐事。

● **中国** 人们鼓励孕妇只去做一些平静的思考，因为根据古代的信仰，你所想的那些事都会影响你的心和未出生的孩子。孕妇也禁止参加葬礼，因为这些做法可能会招来邪灵。

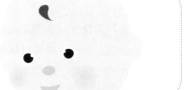

● **刚果** 宝宝还在子宫里的时候，母亲就经常给他唱同一首歌，这样宝宝在出生后就会记得那首歌。

● **印度教教徒** 出身高贵的孩子需要母乳喂养到3~5岁。在此期间，父亲，即传统意义上的婆罗门祭司，会把大部分时间用于冥思。

● **爪哇岛** 爪哇岛人说，子宫就像一个山洞，婴儿坐在里面，仿佛是在神秘地沉思，并准备着迎接他在人世的生命。

● **印度** 整个社区都会尽力让孕妇感到幸福与平静。孩子出生的时候，会举行一个仪式。女性要把头发放下来，拿掉所有的首饰，打开任何能关闭的东西，其中也包括她们的房门。传统认为，母亲是通过母乳喂养将自己的特征传给孩子的。

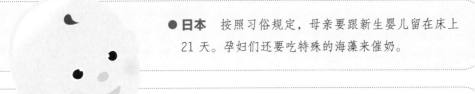

● **日本** 按照习俗规定，母亲要跟新生婴儿留在床上21天。孕妇们还要吃特殊的海藻来催奶。

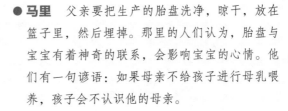

● **马里** 父亲要把生产的胎盘洗净，晾干，放在篮子里，然后埋掉。那里的人们认为，胎盘与宝宝有着神奇的联系，会影响宝宝的心情。他们有一句谚语：如果母亲不给孩子进行母乳喂养，孩子会不认识他的母亲。

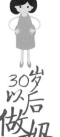
● **毛利人** 传统认为，孕妇应该得到尊重、保护和守卫。孕妇需要放松和让自己感觉舒适，因为孩子完全能意识到周围环境。父亲们学习给孕妇进行腹部按摩、身体调整和穴位按摩，用来缓解孕期不适并促进生育。生产完后，产妇的内部器官会有移动，这会儿就需要通过这种按摩方式来重新调整。宝宝需要接受颅骶疗法，去掉产伤，解决睡眠、绞痛和抑郁症问题。

● **马来西亚** 产妇要洗热水浴，水中加些芬芳的叶子，帮助产妇恢复"热量"、健康和平衡。在产妇腹部擦些大蒜、姜、罗望子和酸橙，可以帮助其子宫收缩。稍后再做身体的按摩，包括按摩她的乳房，这样可以增加奶量。

● **俾格米人** 生完孩子第一年需要贴身地带孩子。如果需要穿衣服，那衣服也是在两个人的身体外侧裹起来，而不会把两个人分开裹。第一年，虽然父亲也尽量多的同孩子玩耍、拥抱和抱着婴儿，不亚于母亲，但不管怎样，婴儿绝不会离开母亲。婴儿需要喂奶5年，并且他们很少哭。人们认为乳房是神圣的，是留给孩子的。

● **危地马拉基切人** 他们有一个仪式，在妈妈怀孕7个月的时候，她要大声告诉腹中的胎儿关于森林、山脉、河流和他即将出生环境的所有事。

新书推荐

孕产系列

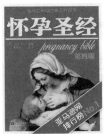

定价 55.00元

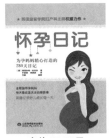

定价 39.80元

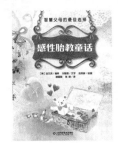

定价 39.00元

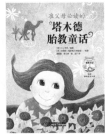

定价 35.00元

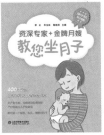

定价 39.00元

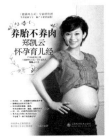

定价 49.80元

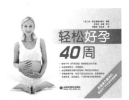

定价 29.80元

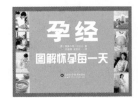

定价 29.00元

新宝宝养育系列（0~1岁）

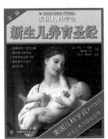

定价 32.00元

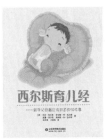

定价 35.00元

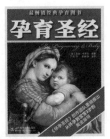

定价 45.00元

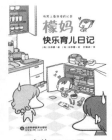

定价 39.00元

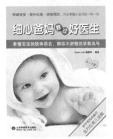

定价 39.00元

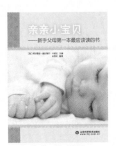

定价 49.00元

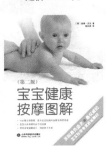

定价 29.80元

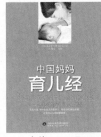

定价 45.00元

幼儿教养·亲子早教系列

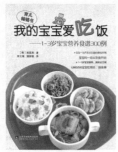

定价 39.00元

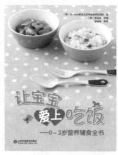

定价 49.80元

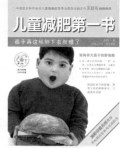

定价 39.00元

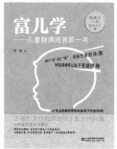

定价 35.00元

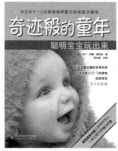

定价 39.00元

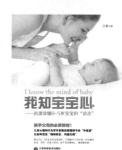

定价 26.00元

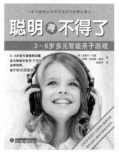

定价 39.00元

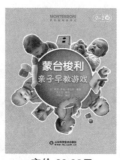

定价 39.80元

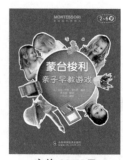

定价 39.80元

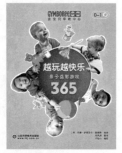

定价 39.80元

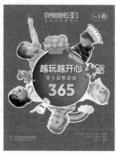

定价 39.80元

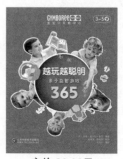

定价 39.80元